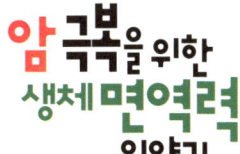

2011

암 극복을 위한 생체면역력 이야기

2011년 9월 15일 초판 1쇄 발행
2024년 2월 02일 초판 4쇄 발행

저자 / 윤연숙
감수 / 백남선
발행자 / 박홍주
발행처 / 도서출판 푸른솔
편집부 / 715-2493
영업부 / 704-2571
팩스 / 3273-4649

주소 / 서울시 마포구 도화동 251-1 근신빌딩 별관 302호
등록번호 / 제 1-825

ⓒ 윤연숙 2011

값 / 10,000원
ISBN 978-89-93596-25-0 (03510)

이 책은 푸른솔과 저작권자와의 계약에 따라 발행한 것으로 무단 전재와 복제를 금합니다.

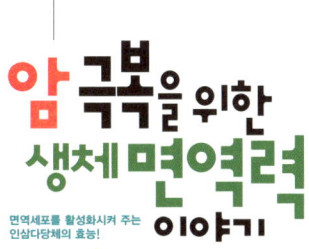

암 극복을 위한 생체 면역력 이야기

면역세포를 활성화시켜 주는 인삼다당체의 효능!

약학박사 윤연숙 지음

의학박사 백남선 감수

푸른솔

머리말

　암은 우리나라 사람들의 사망원인 1위를 차지하고 있는데, 남자 3명 중에 1명, 여자 5명 중에 1명이 암에 걸리고 있다. 암세포는 세포가 생존을 위하여 영양섭취, 물질교환, 물질대사 등 외부와 상호작용을 하는 과정에서 돌연변이를 일으켜 자연적으로 발생하며 인체에는 하루에 3,000~10,000개의 암세포가 생성된다. 대부분의 암세포는 증식이 억제된 상태로 존재하고 면역세포에 의해 제거되기도 하지만 담배, 방사선 등 발암물질에 의하여 추가적인 돌연변이를 일으키면 잠재적이었던 암세포는 무한 증식하는 성질을 갖게 된다. 암은 여러 단계의 세포변화를 거쳐 짧게는 수년, 길게는 수십 년이 걸려 발생하며, 이 과정에서 암을 예방하는 식품의 섭취나 생활습관의 개선으로 암을 예방할 수 있어 최근 이에 대한 관심이 높아지고 있다. 더욱이 암은 세포가 노화하는 과정에서 생기는 대표적 질병중의 하나로서, 암 예방에 효과가 있는 식품은 노화도 억제할 수 있음이 알려지고 있다.

현재 암은 수술요법, 항암화학요법, 방사선요법으로 치료되고 있는데, 이들 방법으로는 약 60%의 암환자만이 치료 가능하여 암 치료에 있어서 큰 벽에 부딪치고 있다. 이런 상황에서 최근 미국, 유럽, 일본 등 선진국에서는 약용식물, 침, 뜸 등 보완요법으로 암 치료율을 높이려는 시도가 활발히 진행되고 있다. 이들 보완요법은 인간이 보편적으로 가지고 있는 '자연치유력'을 높이려는 시도이다. 자연치유력이란 정신적인 것, 심리적인 것, 물이나 공기와 같은 환경적인 것, 인간관계 등 모든 환경과 긴밀한 관계를 맺고 있다.

서양의학에서는 체내의 면역기능, 예를 들면 T세포, NK세포(Natural Killer Cell, 자연살해세포), B세포, 대식세포와 같이 면역력에 관련되는 것들이 점차 증명되어 가고 있다. 대식세포는 암세포를 제일 먼저 탐식한다. 이때 보조 T세포는 대식세포가 탐식한 암세포와 반응해 사이토카인을 생성하여 암세포를 살해하는 킬러 T세포가 생성되도록 한다. 킬러 T세포와 같이 암세포를 살해하는 면역세포로 NK세포가 있다. NK세포는 문자 그대로 자연히 생겨 암세포를 죽이는 면역세포이다.

체내 NK세포의 활성은 일반적으로 20세에 최고에 달하며, 나이가 들면서 계속 떨어져 60세에는 1/2, 80세에는 1/3로 떨어진다. 이것이 고령자에서 암환자가 많은 이유 중의 하나이다. 그래서 암을 치료하고 예방하기 위해서는 암세포를 공격하는 NK세포의 활성을 증강시킬 필요가 있다. 이 책에서는 이러한 면역력을 어떻게 강화시킬 수 있는지를 소개할 생각이다. 암에 대한 저항력이기도 하고 또한 암을 이길 수 있는 최후의 보루이기도 한 것이 바로 면역력이기 때문이다. 최근에는 암도 고혈압이나 당뇨병처럼 평생 동안 치료 유지되는 만성질환으로 인식되고 있으므로 면역요법의 중요성이 더욱 강조되고 있다.

이러한 상황에서 버섯, 해초, 인삼 등 식물로부터 추출된 다당체가 면역조절제로 각광을 받고 있다. 이들 다당체는 비교적 독성이 없으며 여러 종류의 질병에 대하여 치료효과(Broad spectrum of therapeutic properties)가 있어 생명의학 분야에서 많은 관심을 받고 있는데, 이 책에서는 특히 인삼다당체 진산의 면역조절작용을 소개하고자 한다.

먼저, 인삼다당체 진산은 대식세포와 NK세포를 활성화시키는 기전으로 생쥐에 이식된 B16-F10 흑색종의 전이를 억제시켰으며, LLC 폐암세포와 EMT-6 유방암세포의 성장을 억제시켰다. 진산은 암세포에 직접 작용하는 것이 아니라 면역세포의 암세포 살해능력을 증강시켜 암세포를 퇴치한다는 연구결과를 토대로 인삼다당체 진산을 이용한 암의 보완치료방법을 제시하고자 한다.

두 번째로, 인삼다당체 진산은 대식세포를 활성화시키는 기전으로 박테리아의 감염을 억제하며, 박테리아 감염시 염증성 사이토카인의 생성을 억제시키는 기전으로 패혈증을 억제한다. 또한 인플루엔자 바이러스 감염을 억제한다.

세 번째로, 알코올을 과도하게 섭취하거나 바이러스에 감염되면 간에서 활성산소 및 케모카인이 분비되어 간이 손상되는데, 인삼다당체 진산은 케모카인의 생성을 억제시키는 기전으로 사염화탄소(CCl4)에 의한 간 손상을 감소시키는 결과를 확인하였다.

　이러한 연구결과를 소개함으로써 이 책을 통해 소개되는 인삼다당체 진산의 효능을 이해하여 암에 대한 두려움에서 벗어나고, 감염성 질환이나 과도한 알코올 섭취 등에 의한 간 손상을 예방하길 바란다.

한국원자력의학원 방사선의학연구소
책임연구원 약학박사 윤연숙

감수자의 글

우선 윤연숙 박사의 『암 극복을 위한 생체 면역력 이야기』의 출판을 진심으로 축하드립니다. 내가 원자력병원(현, 원자력의학원)에 근무할 때 윤연숙 박사가 항상 열심히 연구하던 분야의 하나인 암치료 분야의 마지막 치료법, 즉 면역요법에 대한 책이 드디어 발간됨을 다시 한 번 축하드립니다.

본인도 1974년부터 암에 관심을 가져 서울대병원에서 외과전문의를 마치고 군의관 시절 국군수도통합병원에서 근무하면서 군 장병도 암을 일으킨다는 사실에 암연구실을 창립하여 수술과 항암치료를 시작하였다. 소령으로 제대 후, 그 당시만 해도 원자력병원이 우리나라 암환자의 13%가 치료받고 있던 때라 본인은 첫 직장으로 원자력병원 외과과장을 택했다. 최신의 수술법과 화학요법은 물론 방사선요법 시설이 당시로는 최고였다.

암환자들을 치료하면서 그들이 가장 궁금해 하는 부분은 어떤 음식이 자기의 암치료에 도움이 되고 어떤 것들이 방해가 되는가하는 것이었다. 그들의 궁금증은 "Your food is your complementary medicine"이란 나의 생각과 일맥상통했다. 즉 우리말에 음식이 보약이라는 말과 동일한 현실이었다. 각자에 맞는 음식을 암전문의의 추천을 받아 먹는 것이 환자의 영양과 면역력을 높일 수 있는 중요한 암의 보조치료법이다.

그러나 아무리 좋은 성분이 들어 있는 음식이라도 충분한 효과를 보기 위한 양은 상당하다. 최근 막걸리가 암에 좋다는 실험실 연구결과를 사람에 적용하면 막걸리를 적어도 1톤(ton) 정도 먹어야 한다. 면역력을 높이기 위해 사람이 먹는 음식량에는 한계가 있어, 자연식만으로는 불가능하고 인삼 추출물이나 비타민 등의 보조치료로 면역력을 키워야 한다.

이번에 출판된 윤연숙 박사의 『암 극복을 위한 생체 면역력 이야기』는 기초실험 및 본인과 임상연구의 데이터를 종합하여 암의 원인부터, 암환자의 음식 선택, 항암치료시의 부작용 등을 어떻게 극복할 것인가, 면역력을 어떻게 높일 수 있는가에 이르기까지 기술되어 있어, 암환자들뿐만 아니라 암을 연구하고 싶은 젊은 과학자들에게도 도움이 되리라 확신한다.

원자력병원 병원장, 건국대병원장 역임
2006년 위암 및 유방암 분야 세계100대 의사 선임(영국 IBA)
아세아유방암학회 회장
현 이대의료원 여성암전문병원 병원장
의학박사, 외과전문의 백남선

차례

머리말 _ 5
감수자의 글 _ 10

제1장 **암을 발생시키는 요인** _ 15

1. 흡연 _ 16
2. 음주 _ 16
3. 음식물 _ 16
4. 만성감염 _ 20
5. 직업적 노출 _ 21
6. 유전적 요인 _ 21
7. 생식적 요인 _ 21
8. 환경오염 _ 21
9. 자외선·방사선 _ 22

제2장 **암을 예방하는 생활습관** _ 23

1. 항산화물질을 함유하는 식품 _ 25
2. 식이섬유 _ 27
3. 면역증강 다당체 _ 28
4. 기타 항암작용이 있는 물질 _ 29

제3장 **암환자의 영양관리** _ 31

    1. 치료 시작 전 영양관리 _ 33
    2. 치료 중 영양관리 _ 33
    3. 치료 후 영양관리 _ 46

제4장 **암에 대한 생체 면역반응** _ 49

    1. 암세포에 대한 생체 면역반응 _ 50
    2. 암환자에 대한 면역치료법 _ 53

제5장 **인삼다당체 진산에 의한 면역반응 조절작용** _ 59

    1. 항암면역 증강작용 _ 61
    2. 방사선 및 항암제에 의한 조혈장애 억제작용 _ 76
    3. 항암제 유발 폐섬유증 억제작용 _ 84
    4. 박테리아 감염 및 패혈증 억제작용 _ 87
    5. 인플루엔자 바이러스 감염 억제작용 _ 94
    6. 알레르기성 천식 억제작용 _ 95
    7. 간 기능 개선작용 _ 99

    진산관련 발표 논문 _ 104

제1장 암을 발생시키는 요인

제1장 암을 발생시키는 요인

우리 몸을 구성하는 정상세포는 반드시 일정한 조화를 이루며, 수명을 다할 때까지 분화, 증식, 사멸을 반복한다. 정상세포가 돌연변이를 일으켜 이 기능을 상실하게 되면 무제한 증식하는 성질을 갖게 되어 암세포가 된다. 일반적으로 세포는 생존을 위하여 영양섭취, 물질교환, 물질대사 등 외부와 상호작용을 하게 되며 이 과정에서 자연적으로 돌연변이가 일어나게 된다. 인체에는 하루에 3,000~10,000개의 암세포가 생성되며, 누구나 암세포를 보유하고 있다. 대부분의 암세포는 증식이 억제된 상태로 존재하며 면역세포에 의해 제거되기도 하지만, 담배, 방사선, 식품 속의 화학물질 등에 의하여 추가적인 돌연변이를 일으켜 잠재적이었던 암세포가 무한 증식하게 되어 결국 성인 4명 중 1명이 암에 걸리게 되는 것이다. 암은 우리나라의 성인 사망원인 중 1위를 차지하고 있는 질환이다.

암세포의 발생은 여러 단계의 세포변화를 거치며 짧게는 수년 길게는 수십 년이 걸리는 과정이라고 알려져 있는데, 간단하게 요약해보면 다음의 3단계, 즉 발암 개시기, 암발생 촉진기, 암세포 전파기로 나눌 수 있다.

제1단계는 발암 개시기로서, 정상세포가 암성변화를 일으키는 단계이다. 정상세포에 이니시에이터(Initiator, 개시인자)라 불리는 발암물질이 들어와 유전자에 손상을 입히면 그 상처가 유전자를 변화시켜 돌연변이가 유발된다. 담배, 자외선, 방사선, 음식물에 들어 있는 화학물질 등이 개시인자가 된다.

제2단계는 암발생 촉진기로서, 발암물질로 암성변화가 나타나는 세포가 많아지는 단계이다. 발암 개시기에서 유전자가 돌연변이를 일으킨 세포에 프로모터(Promoter, 촉진인자)가 영향을 주면 유전자가 입은 상처는 더욱 커지고, 암세포의 성질이 나타난다. 이로 말미암아 세포가 이상 증식을 일으켜 암성변화가 나타난 세포가 많아진다. 염분, 고지방식, 활성산소(free radical) 등이 촉진인자가 된다. 예를 들어 염분은 위암, 담즙산은 간암, 고지방 음식은 유방암이나 대장암의 촉진인자로 작용한다고 알려져 있다. 염증 및 스트레스로 인한 신체조절물질 등이 프로모터로 작용하기도 한다.

마지막으로 제3단계인 암세포 전파기가 있다. 장시간이 소요되는 암발생 촉진기를 거치는 동안에 특정세포(암성변화를 일으킨 세포)들은 성장과 증식에 유리한 조건을 획득하게 된다. 암성변화를 일으킨 세포들이 시간이 지나면서 좀 더 많아지게 된다. 이러한 과정을 거쳐서 비정상적인 세포덩어리(종괴)가 형성된다. 암세포가 주위 조직으로 퍼지는 것을 침윤이라고 하고, 먼 곳으로 이동하여 성장하는 것을 전이라고 한다. 암세포는 침윤과 전이를 통해 신체 곳곳으로 이동할 수 있는데, 암세포의 이동은 림프관이나 혈관을 따라서 이루어질 수도 있고 직접적인 접촉으로 장기 벽을 뚫고 이동하기도 한다. 암이 생긴 장기에서 다른 장기로 침범하며 자라나는 악성종양 세포는 혈관이나 림프관을 따라서 전파되면서 여러 장기를 파괴하기도 한다.

유전자를 손상시켜 돌연변이를 유발하는 요인에는 여러 가지가 있다. 그 중에서 우리가 먹는 음식물과 환경적인 요인이 80%를 차지한다고 한다. 다시 말해 암의 발생 원인은 대부분 평소 생활 속에 잠재되어 있는 것이다. 특히 흡연은 모든 암의 발생을 증가시키며, 음주에서 알코올은 그 자체에 발암성이 있는 것은 아니지만 각종 암을 촉진시키는 작용이 있다. 지방(육식)의 과다섭취는 대장암, 유방암의 발생을 증가시키며, 정신적·육체적 스트레스, 운동부족 등의 생활습관은 면역기능을 저하시키는 기전으로 암발생에 영향을 미친다. 대표적인 암 유발요인은 다음과 같다.

1. 흡연

담배에는 벤조피렌(Benzopyrene) 등 무려 100여 종 이상의 발암물질이 들어 있으며 모든 암발생 원인의 30%를 차지한다. 담배와 폐암 간의 관계는 잘 알려져 있으나, 폐암 이외에도 후두암, 구강암, 방광암 등 각종 암에 걸릴 위험성을 증가시키는 것이 밝혀졌다. 또한 간접흡연에 의한 주위 사람의 발암 가능성도 증가시키는 것으로 알려졌다.

2. 음주

알코올 자체는 발암성이 있는 것은 아니지만 독주는 구강이나 위 점막에 자극을 주어 식도암, 구강암의 발생을 촉진하며, 다량의 술을 마시며 담배를 피우면 상기도 및 소화기 계통의 암발생 위험은 더욱 커진다. 소량일지라도 유방암, 대장암의 발생과 관련될 수도 있다.

3. 음식물

식생활은 암발생에 커다란 영향을 미친다. 식품은 암발생 원인의 35%를 차지하며, 특히 소화기 암에 큰 영향을 미친다.

염분
과다한 염분 섭취는 궤양을 유발하기 쉬우며, 궤양이 발생한 부위에 발암물질이 있으면 위암의 원인이 된다. 어린 나이에 소금에 절인 생선을 많이 먹으면 비인두염(鼻咽頭炎) 발생률이 높아진다는 보고가 있다.

육류

동물성 지방 및 과잉의 단백질(대부분 붉은 고기)은 암의 발생을 증가시킨다. 지방의 과잉 섭취가 담즙산의 분비를 변화시켜 대장암의 발생을 증가시키며, 여성호르몬인 에스트로겐(Estrogen)의 분비를 증가시켜 유방암의 발생을 촉진한다. 육류나 어류의 탄 부분에는 단백질이 열에 의해 변성된 헤테로사이클릭아민(Heterocyclic amine)이라는 발암물질이 들어 있다. 육류나 어류를 가공할 때 식품첨가물인 아질산염(Nitrite)과 반응하여 위암을 일으키는 니트로사민(Nitrosamine)이 생성된다. 니트로사민은 육류나 어류를 아질산염이 들어 있는 음식과 먹었을 때 위 속에서 생성되기도 한다. 특히 위장의 내부는 강한 산성이기 때문에 니트로사민이 생성되기 쉬운 상태이므로 매우 위험하다. 시금치, 상추, 무, 배추에는 질산염이 많이 들어 있어서 타액 속에서 아질산염으로 변화하므로 주의하여야 한다. 이 과정을 비타민 C가 막아준다.

곰팡이

열대 또는 아열대 지방의 땅콩이나 옥수수에 핀 곰팡이는 아플라톡신(Aflatoxin)이라는 간암을 일으키는 강력한 발암물질을 생성한다.

첨가물

합성착색료, 보존제, 방부제, 표백제 등과 같이 발암성의 의혹이 제기되고 있는 것도 있다.

편식

영양의 균형이 맞지 않는 식사는 면역력을 저하시키며, 동일한 식품을 계속 먹으면 그 식품 속에 들어 있는 발암물질을 다량 섭취하는 결과를 초래한다. 그 밖에 정제설탕 등도 암발생을 촉진시킨다.

4. 만성감염

모든 암의 10%는 바이러스에 의해 발생한다. 간염 바이러스에 대해서는 백신이 개발되어 있으며, 그 밖의 바이러스에 대해서도 백신이 개발되고 있다. 백신 접종으로 바이러스에 의해 발생하는 암을 예방할 수 있다.

간염 바이러스

B형 간염 바이러스(Hepatitis B Virus, HBV)와 C형 간염 바이러스(Hepatitis C Virus, HCV)가 간암과 관계가 있다고 알려져 있다. 한국인에서 간암 발생 원인의 대부분은 B형 간염 바이러스에 의한 것이다.

파필로마 바이러스(Papilloma Virus)

피부나 점막에 돌기가 돋는 바이러스로 피부형과 점막형으로 나뉜다. 종류나 형태는 명확히 규명되어 있지는 않으나 자궁경부암이나 피부암과 관계가 있다.

EB 바이러스(Epstein-Barr Virus, 엡스타인-바 바이러스)

헤르페스 바이러스(Herpes Virus)의 일종으로 타액으로 전염되며, 버키트 림프종(Burkitt's Lymphoma)이나 상인두(上咽頭)암, 위암과도 관계가 있다.

HTLV-1

성인 T세포 백혈병 바이러스(Human T-Cell Leukemia Virus, HTLV)에 의하여 생기는 성인 T세포 백혈병은 40세 이후에 자주 발견된다.

헬리코박터 파이로리(Helicobacter pylori)

위점막 장애를 일으키는 그람 음성 간균으로 위 안에 분비된 요소를 분해하여 암모니아를 발생시키며 위암과 관계가 있는 것으로 알려져 있다.

5. 직업적 노출

유기용매나 가죽, 석유제품, 카드뮴 등의 중금속 등에 직업적으로 장기간 노출될 경우 신장암 발생의 위험도가 증가한다는 보고가 있다.

6. 유전적 요인

유전성인 암은 극히 드물지만 소아암인 망막아세포종(Retinoblastoma)과 빌름스종양(Wilms' Tumor)은 유전이 원인이다. 또한 선천적으로 암에 잘 걸리는 체질이 있는데, 대장암으로 진행되기 쉬운 가족성 대장 폴리포시스(Familial Adenomatous Polyposis, FAP)나 색소성 건피증(Xeroderma Pigmentosum, XP) 등이 대표적인 예이다.

7. 생식적 요인

스트레스가 쌓이면 자율신경과 호르몬의 작용에 혼란이 생겨 면역력이 떨어지며 암에 대한 저항력도 저하된다. 과도한 여성호르몬의 투여가 유방암을 일으킨다는 보고가 있다.

8. 환경오염

자동차 배기가스에는 벤조피렌(Benzopyrene)과 니트로피렌(Nitropyrene)이란 발암물질이 들어 있다. 또한 최근에는 쓰레기 소각장에서 발생하는 다이옥

신(Dioxin)의 발암성 여부에 대하여 의혹이 제기되고 있다.

9. 자외선·방사선

자외선
자외선은 태양광선에 들어 있으며 UV-A, B, C의 3종류가 있는데, UV-B가 피부암 발생과 관련이 있다. 최근 오존층의 파괴로 지표에 투사되는 자외선의 조사량이 증가하고 있으므로 일광욕 시에 각별한 주의가 필요하다.

방사선
방사선이 유전자를 변형시켜 세포의 암화를 유발하는 요인이 되어 백혈병이나 갑상선암을 비롯한 각종 암을 일으킨다는 보고가 있다.

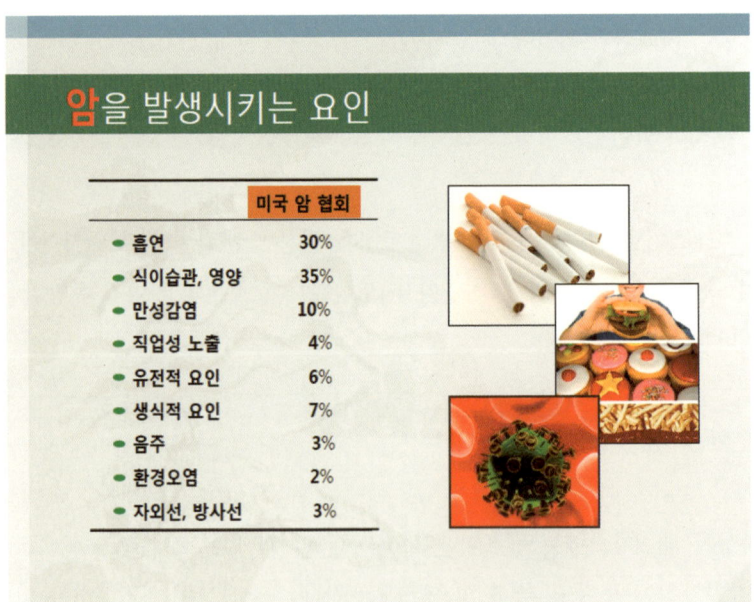

제2장 암을 예방하는 생활습관

제2장 암을 예방하는 생활습관

　암은 담배, 화학물질, 석면, 방사선, 자외선 등과 같은 발암물질과 신체 내에 생성되는 활성산소(free radical)에 의하여 발생한다. 따라서 발암물질을 피하도록 하고, 과격한 운동과 과식을 피하며, 육체적·정신적 스트레스에 의한 면역기능 저하를 피하도록 한다. 비만은 자궁내막염, 신장암, 대장암, 폐경기 여성에서 유방암의 원인이다. 어린 시절에 과잉의 에너지를 섭취하고 에너지 소모가 부족하면 성장 속도가 빠르게 되어 키가 커지며, 키가 큰 사람에게서 유방암 등 암 발생률이 높다는 보고가 있다. 규칙적인 운동(하루에 45~60분)은 대장암, 유방암, 전립선암 등의 발생을 억제한다. 또한 극도의 빈곤층에서 심각한 영양불량은 구강암, 식도암, 자궁암의 빈도를 높인다는 보고가 있다.

　식품에는 암발생을 억제하는 물질이 들어 있다. 식품에 들어 있는 발암억제 물질에는 활성산소에 의한 산화를 방지하는 이른바 항산화작용을 하는 물질, 발암물질을 체외로 배출시키는 작용을 돕고 장 속의 유익한 세균을 증식시키는 식이섬유, 항암 면역력을 향상시키는 다당체 등이 있다.

　생체 내 활성산소는 야채와 과일에 들어 있는 항산화작용이 있는 비타민 A, 비타민 C, 폴리페놀(Polyphenol) 및 플라보노이드(Flavonoid), 곡류의 씨눈에 들어 있는 비타민 E, 적당량의 육류 중에 들어 있는 셀레늄(Selenium) 등에 의하여 해독된다. 이들 항산화물질은 "하루에 5회 신선한 과일과 야채를 먹는 생활(Five Daily Rations of Fresh Fruit and Vegetables)"을 통해 음식물로부터 충분히 섭취할 수 있으므로 따로 보충제를 먹을 필요는 없으며, 오히려 과잉의 비타민 보충제 섭취는 부작용을 일으킬 수도 있으므로 주의하도록 한다.

효모, 버섯, 해초류, 인삼 등에는 암세포를 살해하는 면역세포의 활성을 증강시키는 면역증강 다당체가 들어 있다. 적당량의 영양과 칼로리, 저지방식, 전분식, 통밀, 야채, 과일, 견과류, 씨앗, 콩, 적당량의 닭고기, 등푸른 생선 등을 섭취하고, 면역 증강작용이 있는 다당체 등의 생체반응조절물질을 활용하여 암을 예방하도록 한다.

1. 항산화물질을 함유하는 식품

항산화물질은 활성산소에 의한 세포손상을 방지하는 기전으로 암을 예방한다. 식품 중에는 비타민 A, 비타민 C, 비타민 E, 카로티노이드류(Carotenoids), 폴리페놀류, 유황화합물, 셀레늄 등과 같은 항산화물질이 들어 있다. 이들 항산화물질은 "하루에 5회 신선한 과일과 야채를 먹는 생활"로 인체에 필요한 양을 충분히 섭취할 수 있으며, 장기간 과잉의 비타민 보충제를 섭취하면 오히려 해로울 수 있다. 더욱이 과일 및 야채를 섭취하는 대신에 비타민 정제를 섭취할 경우 음식물에 포함되어 있는 섬유질, 항산화작용이 있는 플라보노이드 등 폴리페놀류를 섭취할 수 없게 되므로 주의해야 한다.

비타민 A

간, 우유, 버터, 치즈, 마가린, 계란에 들어 있으며, 암을 예방할 뿐만 아니라 어둠 속에서 시력을 돕고 피부 및 머리카락 건강을 유지시킨다. 임신 중에 과잉의 비타민 A 섭취는 위험할 수 있으므로 임신 중이거나 임신을 계획 중이면 의사와 상의 없이 비타민 A 정제를 섭취하지 말아야 한다.

비타민 C

귤, 딸기, 블루베리(Blue Berry), 신선한 야채, 감자, 완두콩, 토마토 등에 들어 있으며 오래 요리하거나 많은 물로 요리하면 소실되므로 끓이는 것보다 찜이나 마이크로오븐(Microoven)으로 요리하는 것이 좋다. 비타민 C는 암을 예방할 뿐만 아니라 철분의 흡수를 돕고 혈관의 건강을 유지한다. 비타민 C는 체내에서 생성, 저장되지 않으므로 매일 규칙적으로 섭취하여야 한다.

비타민 E

녹색잎 채소, 통밀, 호두, 강화된 시리얼, 식물성 기름 등 대부분의 음식물에 들어 있으므로 음식물을 골고루 섭취하면 된다. 장기간 과잉의 비타민 E 보충제 섭취는 당뇨병 환자에서 심혈관 장애를 일으킬 위험이 있다.

카로티노이드류

색이 진한 야채, 과일에는 카로티노이드가 풍부하다. 당근에는 베타-카로틴(β-Carotene)이 들어 있으며, 토마토나 수박에는 라이코펜(Lycopene)이 들어 있다. 요리 중에 파괴되지 않고 오히려 생물활성이 증가된다. 라이코펜은 전립선암의 예방에 좋다. 장기간 과잉의 베타-카로틴 보충제를 섭취할 경우 흡연자의 폐암 발생을 높인다는 보고도 있다.

폴리페놀류

녹차 속에 들어 있는 카테킨(Cathechin), 포도에 들어 있는 레스베라트롤(Resveratrol), 콩류에 들어 있는 이소플라본(Isoflavon), 코코아와 초콜릿에 들어 있는 카카오마스폴리페놀(Cacao Mass Polyphenol), 커피에 들어 있는 클로로겐산(Chlorogenic Acid) 등의 항산화물질이 암발생을 억제한다.

유황화합물

마늘에 들어 있는 알리신, 마늘과 양파에 들어 있는 디아릴설파이드(Diallylsulfide), 양배추, 무와 브로콜리에 들어 있는 이소치오시안염(Isothiocyanate)은 항산화효소를 활성화시키는 기전으로 암발생을 억제한다.

셀레늄(Se)

고기, 계란, 생선, 물고기, 참깨, 콩류, 곡류 등에 들어 있다. 셀레늄은 항산화효소의 구성성분으로 항산화 효능이 있고, 면역력을 높여주며, 암세포의 성장을 억제한다. 현재까지 연구된 항산화 암예방물질 중 효능이 가장 우수하며, 인체는 소량의 셀레늄만을 필요로 하므로 결핍되는 경우는 드물다.

2. 식이섬유

식이섬유는 소화효소로는 소화시킬 수 없는 성분으로 배변량을 늘리고, 장속의 유익한 세균을 증식시키는 작용이 있어 변비를 예방하며, 발암물질을 체외로 신속하게 배출시켜 대장암을 예방한다.

불용성 식이섬유

야채에 들어 있는 셀룰로즈(Cellulose), 곡물류에 들어 있는 헤미셀룰로즈(Hemicellulose), 미성숙 과일에 들어 있는 프로토펙틴(Protopectin), 코코아와 콩류에 들어 있는 리그닌(Lignin), 우엉에 들어 있는 이눌린(Inulin), 새우 및 게 껍질에 들어 있는 키틴(Chitin)과 키토산(Chitosan) 등이 있다.

수용성 식이섬유

야채와 곡물류에 들어 있는 펙틴, 곡류, 콩류와 밀기울에 들어 있는 만난

(Mannan) 및 후코이딘(Fucoidin), 미성숙 과일에 들어 있는 알긴산(Alginic Acid) 등이 있다.

3. 면역증강 다당체

효모의 불용성 세포벽 성분인 자이모산(Zymosan)이 망내계를 자극하여 면역계를 비특이적으로 활성화한다고 보고된 이래, 이와 같은 작용을 하는 활성성분이 베타-글루칸(β-Glucan)임이 밝혀졌다. 일반적으로 베타-글루칸은 베타-글루코스(β-Glucose) 중합체의 화학명이다. 베타-글루칸은 감염 억제, 조혈, 상처치유 등 여러 가지 면역조절작용이 있으며, 특히 항암작용에 대한 연구가 많이 진행되고 있다.

최근에는 해초류에서 추출된 다당체인 후코이단(Fucoidan), 인삼에서 추출된 다당체인 진산 등 면역증강작용이 있는 다당체들이 발굴되었고, 의약적으로 개발하려는 노력이 진행되고 있다. 이들 다당체는 T세포, 단핵구(Monocyte), 대식세포, 과립구(Granulocyte) 등 여러 종류의 면역세포와 반응하여 선천면역(Innate Immunity)과 세포매개성면역(Cell-mediated Immunity)에 영향을 미치는데, 구조적으로 다양하고 종양별 항암효능, 세포에 대한 반응, 사이토카인 생성능 등이 매우 다르다. 다당체의 항암작용기전은 아직 완전하게 규명되지는 않았지만, 향후 다당체의 면역조절작용에 대한 세포 및 분자 수준에서의 전체적인 이해를 통하여 항암작용기전이 밝혀질 것이다.

박테리아로부터 발굴된 다당체는 독성이 있는 반면, 대부분의 식물로부터 발굴된 다당체는 비교적 독성이 없으며 특별한 부작용을 일으키지 않아 최근에는 이들 식물성 다당체가 이상적인 면역조절, 항암, 상처치유 등의 치료제 후보로 주목받고 있다.

4. 기타 항암작용이 있는 물질

요오드(Iodine)

요오드는 갑상선 호르몬의 성분으로 부족하면 갑상선암, 유방암, 난소암의 원인이 되기도 하지만, 과잉섭취 시는 갑상선기능항진증이 발생한다. 다시마, 미역 등의 해조류와 해산물에 다량 들어 있다.

멜라토닌(Melatonin)

어둠에 반응하여 뇌에서 생성되는 호르몬으로 항산화작용, 면역증강작용이 있다. 빛에 의해 생성이 억제되어 밤에 생성되며 새벽 2~4시 사이에 혈중 농도가 제일 높다. 장기간 밤에 일하는 여성에게서 유방암의 발생률이 높다는 보고가 있다. 전자파가 멜라토닌의 생성을 억제하여 어린이의 백혈병 발생을 증가시킨다는 보고가 있다.

코엔자임-Q10(Coenzyme-Q10)

음식물로 섭취한 탄수화물과 지방을 세포 에너지(ATP)로 전환시켜 심장기능을 유지하도록 하며, 항산화, 면역증강, 항암작용이 있다. 코엔자임-Q10은 세포 내에서 합성되며 젊고 건강한 사람의 혈중에는 1μg/mℓ 농도로 부족한 경우는 없고, 다만 노인이나 암환자, 콜레스테롤 억제약물(Statins; Fluva- statin, Lovastatin, Simvastatin 등)을 장기 복용할 경우에 혈중 농도가 낮아진다. 음식물 중에는 코엔자임-Q10의 함량이 낮아서 음식물 섭취로 혈중 농도를 높일 수는 없으며, 하루에 100㎎ 정도의 보충제를 섭취하여 혈중 농도를 2μg/mℓ까지 올릴 수 있다.

오메가(ω)-3 불포화지방산

콩, 옥수수 및 해바라기 기름과 같은 식물성 기름, 고기, 생선 등에 들어 있는 오메가-6 불포화지방산은 생체 내에서 암세포를 증식시키고 면역을 억제하는 PGE2(Prostaglandin E2, 프로스타글란딘 E2)로 대사된다. 상대적으로 아마 씨, 포도 씨, 올리브유, 호두 기름에 들어 있는 오메가-9 불포화지방산인 올레산(Oleic Acid)과 연어, 참치, 청어 등 찬물에 사는 생선에 들어 있는 EPA(Eicosa- pentaenoic Acid), DHA(Docosahexaenoic Acid)와 같은 오메가-3 불포화지방산은 오메가-6 불포화지방산의 대사를 억제하는 기전으로 암의 성장을 억제한다. 특히 오메가-3 불포화지방산 자체의 용량보다는 오메가-3/오메가-6 불포화지방산의 비율이 중요하다. 다시 말해 오메가-6 불포화지방산을 많이 섭취하는 사람은 오메가-3 불포화지방산을 더 많이 섭취하여야 한다.

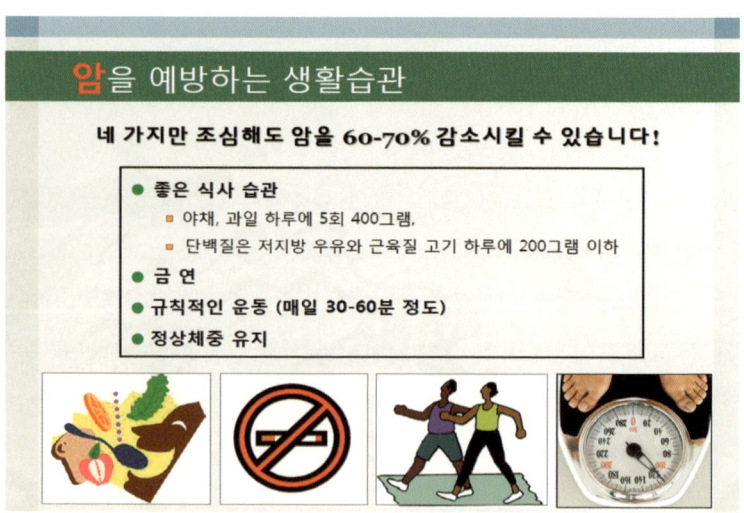

제3장 암환자의 영양관리

제3장 **암환자의 영양관리**

암환자들은 대부분 영양상태가 불량하며, 입맛도 없고 식사를 해도 체중이 계속 감소하고, 근골격이 소모되며, 면역기능이 저하되고, 결국은 영양학적으로 영양소의 이용이나 대사가 제대로 이루어지지 않는 "영양 불균형 상태," 즉 "암 악액질(Cancer Cachexia)" 상태가 된다. 암 악액질의 원인은 충분히 밝혀지지 않았지만, 영양불량, 사이토카인, 뉴로펩타이드(Neuropeptide), 신경전달물질(Neurotransmitter), 종양에서 생성되는 물질들에 의한 것으로 알려져 있다.

체중감소란 최근 6개월 동안 10%이상 체중이 감소한 경우를 말하는데, 상부 위장관암 환자의 80%, 폐암 환자의 60%가 체중감소를 보인다. 암환자의 영양불량은 단백질-칼로리 영양불량증(Protein-Calorie Malnutrition)이 가장 공통적이다. 영양상태가 불량인 암환자는 화학요법, 방사선요법, 수술요법에 대한 치료성적이 나쁘며 사망률이 높다. 암환자의 영양불량은 음식물 섭취 감소, 대사교란, 영양분 흡수율 저하, 감정적인 혼란 등에 기인한다. 치료 효과를 향상시키고 수명을 연장하기 위하여 암환자의 체중과 영양상태를 유지하기 위한 영양관리가 필요하다.

1. 치료 시작 전 영양관리

치료에 대하여 긍정적으로 생각하고, 느낌을 말하며, 자신의 암과 치료에 대하여 숙지하고, 근심과 걱정을 하지 말며, 자신의 마음을 잘 조절하고, 식욕을 유지하도록 한다. 건강식을 잘 먹어서 신체의 힘을 축적시켜야 치료에 대한 효과도 높일 수 있으며 감염에 대한 방어력을 유지할 수 있다. 과일, 야채, 통밀로 만든 빵, 곡물로 만든 빵을 많이 먹고, 고기와 우유제품을 중간 정도 먹으며, 지방, 설탕, 알코올, 소금을 먹지 말도록 한다. 암환자들은 고칼로리, 고단백질을 섭취하도록 해야 한다. 즉 우유, 크림, 치즈, 요리된 계란 등을 먹도록 한다. 때때로 섬유질이 많은 음식은 설사를 일으키고 입안을 쓰라리게 하므로 피하도록 한다.

2. 치료 중 영양관리

암치료에 있어서 음식물은 매우 중요한 역할을 한다. 모든 암치료는 세포를 죽이는 것으로 암세포를 죽이는 과정에서 정상세포도 손상을 받아 부작용을 일으킨다. 암치료법은 빨리 자라는 세포를 죽이도록 고안된 것으로 정상세포 중에서도 입, 소화기, 모근, 혈구세포들은 손상을 많이 받는다. 암치료에 따르는 부작용은 암의 종류, 치료기간, 개인에 따라 다르며 대부분 치료가 끝나면 사라진다.

치료 자체가 음식물 섭취를 어렵게도 하지만 분노, 걱정, 근심, 두려움 등 신경이 예민해지면 식욕감퇴, 구역질이 나타나는데, 이러한 증상은 신체의 정상적인 반응이다. 치료하는 동안 내내 먹는 것을 즐기며 정상적인 식욕을 유지하는 환자도 있지만, 먹기를 싫어하고 먹는 것에 대한 생각으로 아프게까지 되는 환자도 있다. 자신이 어떻게 하는 것이 유익한지를 잘 판단하도록 한다. 먹을 수 있을 때 충분한 단백질과 칼로리를 함유하는 음식물을 충분하게 먹도록 한다.

대부분의 사람들은 아침에 식욕이 좋다. 따라서 식사를 아침 일찍 하도록 하고, 식욕이 없을 때는 액상 음식을 먹는다. 먹기 싫을 때는 음료수를 많이 마셔서 수분을 충분하게 섭취하도록 한다. 성인은 하루에 6~8컵의 물을 마신다. 물병을 항상 몸에 지니고 있도록 한다. 암치료 중에 일어나는 부작용별 영양관리는 다음과 같다.

식욕부진

암환자들은 공통적으로 식욕이 떨어진다. 이러한 식욕감퇴의 원인은 정확하게 규명되지 않았지만, 암세포 자체 및 치료법에 따르는 부작용으로 알고 있으며 두려움, 우울함 등과 같은 정서적 어려움도 식욕을 감퇴시킨다. 다음과 같은 방법이 식욕을 도울 수 있다.

- 음식물을 먹기 어려울 때는 액상 혹은 가루 인스턴트 식사로 대치한다.
- 하루 종일 소량을 자주 먹는다.
- 치즈(Cheese), 크래커(Cracker), 아이스크림(Ice Cream), 땅콩버터와 같이 단백질과 열량(탄수화물)이 많이 함유된 간식을 닿기 쉬운 곳에 놓고, 외출 시에도 가지고 다니면서 수시로 먹는다.
- 고형 음식은 먹기 싫더라도 주스(Juice), 수프(Soup) 등 음료수를 마시도록 노력한다. 우유 제품은 단백질을 제공한다.
- 가능하면 취침 시에도 먹는다. 이것이 다음 식사에 대한 식욕을 방해하지는 않는다.
- 때로는 입맛에 도움이 되는 음식물 형태로 바꾼다. 예를 들어 과일 먹는 것이 문제가 되면 과일을 밀크셰이크(Milk Shake)로 만들어 먹는다.
- 요구르트(Yogurt), 밀크셰이크와 같은 부드럽고 차가운 음식을 먹는다.
- 기분이 좋을 때 좀 더 많이 먹도록 한다. 대부분의 사람들은 아침에 식욕

이 좋다.
- 식사 중에는 물을 조금씩 마신다. 물을 많이 마시면 포만감을 느끼게 된다. 물을 더 많이 마시고 싶으면 식사 전, 후 30~60분에 마시도록 한다.
- 식사시간을 편안하고 즐겁도록 한다. 매력적인 서빙 방법도 도움이 된다.
- 의사가 허락한다면 식사 중에 적은 양의 와인(Wine)이나 맥주도 식욕을 도울 수 있다.
- 규칙적인 운동이 식욕을 돕는다.

식사로 충분한 칼로리를 섭취할 수 없다면 음료, 셰이크, 인스턴트 액상 혹은 가루 식사도 도움이 된다. 대부분의 인스턴트 식사에는 유당(Lactose)이 들어있지 않거나 적게 들어 있는데, 유당에 예민한 환자는 유당 함유 여부를 확인하는 것이 좋다.

체중감소

많은 암환자들은 치료 중에 체중이 감소한다. 체중감소의 원인은 암세포 자체의 영향이기도 하며, 식욕감퇴, 감정적 두려움 등으로 음식물 섭취를 적게 하는 것도 원인이다. 칼로리와 단백질 섭취를 늘릴 수 있는 음식은 다음과 같다.
- 강화우유
- 고단백 밀크셰이크
- 땅콩버터
- 스크램블드에그(Scrambled Egg), 수프, 시리얼(Cereal)에 탈지분유 가루를 얹어 먹는 것도 좋다.

체중증가

어떤 암환자들은 치료 중에 체중의 변화가 없다. 특히 약물 치료, 호르몬 치료 중인 유방암, 전립선암, 난소암 환자들은 오히려 체중이 증가한다. 체중이 증가하여도 곧바로 다이어트에 들어가지 말고 의사에게 말하여 체중증가의 원인을 찾도록 한다. 때로는 항암제가 신체에 과잉의 수분을 축적시키기도 하는데, 이러한 증상을 부종(Edema)이라 한다. 이런 경우 소금 섭취를 제한한다. 의사가 이뇨제를 처방하기도 한다. 처음 유방암으로 진단된 환자는 다르다. 이들 중 반 이상이 치료 중에 실제로 체중이 증가한다. 따라서 치료 후의 암 환자에게 추천되는 것과 비슷하게 저지방, 저칼로리를 섭취하도록 한다. 체중증가는 식욕증가, 과잉의 음식 및 칼로리 섭취 때문이다. 다음과 같은 방법이 체중을 조절하는 데 도움이 된다.

- 과일, 야채, 빵, 곡물을 권장한다
- 근육질 고기(근육질 소고기, 지방이 제거된 돼지고기, 껍질을 제거한 닭고기)와 저지방 우유제품(탈지유, 라이트 요구르트)을 택한다.
- 음식에 버터, 마요네즈, 감미료 등을 첨가하지 않는다.
- 저지방, 저칼로리 요리법을 택한다(끓이거나 찐다).
- 식사 사이에 고칼로리 간식을 먹지 않는다.
- 음식물을 많이 먹게 되면 운동량을 늘인다.

입과 목의 쓰라림

방사선 치료, 항암제 치료, 감염 시에는 입, 목, 식도 등이 쓰라리게 되고 잇몸이 약해진다. 입이나 잇몸이 쓰라리면 의사에게 말하여 치료에 따르는 부작용인지, 아니면 다른 치과적인 문제인지를 확인하도록 한다. 의사가 입과 목의 아픔을 완화시키는 약을 처방할 것이다. 음식물 선택에 주의하고, 다음과 같은 부드럽고 삼키기 쉬운 음식물을 섭취하도록 한다.

- 밀크셰이크
- 바나나, 사과소스 등 부드러운 과일

- 복숭아, 배, 살구 넥타(Nectar)
- 수박
- 희고 말랑말랑한 치즈(Cottage Cheese), 요구르트
- 으깬 감자, 국수
- 마카로니(Macaroni)와 치즈
- 커스터드(Custard), 푸딩(Pudding), 젤라틴(Gelatin)
- 오트밀(Oatmeal) 등 요리된 곡물
- 완두콩, 당근을 삶아서 채로 걸렀거나 으깬 야채
- 삶아서 채로 거른 고기

입이 쓰라릴 때 먹기 쉬운 혼합식은 다음과 같다.
- 다음과 같이 입을 자극하는 음식물은 피한다.
    - 오렌지, 포도, 레몬, 밀감 혹은 주스
    - 토마토소스 혹은 주스
    - 양념된 음식, 짠 음식
    - 생야채, 토스트, 크래커 등 거칠고 마른 음식
    - 시판되는 알코올 함유 입 세정제
- 음식물이 부드러워질 때까지 요리한다.
- 음식물을 잘게 자른다.
- 푸드프로세서(Food Processor)로 음식물을 간다. 음식물을 삼키기 쉽게 버터(Butter), 마가린(Margarine), 소스(Sauce) 등과 섞는다.
- 빨대를 사용하여 액체를 삼킨다.
- 어린아이 숟가락과 같은 작은 숟가락을 사용한다.
- 차거나 실온의 음식물을 먹는다. 뜨거운 음식물은 쓰라린 입과 목을 자극한다.

- 따뜻하거나 소금기 있는 맑은 고기 국물을 마신다. 목의 통증을 완화시킬 수 있다.
- 얼음조각을 빨아 먹는다.
- 삼키기 어려우면 목을 뒤로 기울이거나 앞으로 향하도록 한다.
- 치아나 잇몸이 쓰라리면 치과의사를 방문하여 치아를 세척하는 특수처방을 받도록 한다.
- 물로 입을 자주 헹궈서 음식물과 박테리아를 제거하고 치유를 돕도록 한다.
- 의사에게 먹을 동안 입과 목을 둔하게 하기 위한 마취 스프레이에 대하여 상의한다.

구강건조증

머리, 목 부분에 대한 화학요법과 방사선요법은 침의 흐름을 줄이고 입을 건조하게 한다. 이런 증상이 생기면 음식물을 씹고 삼키기가 어려워진다. 입이 건조해지면 음식의 맛도 변한다. 입과 목의 쓰라림을 완화시키는 방법들이 도움이 된다. 다음의 방법들이 입의 건조함을 완화시키는 데 도움이 된다.

- 적은 양의 물을 자주 홀짝홀짝 마시면 삼키고 말하는 데 도움이 된다. 물병을 항상 지녀서 언제나 쉽게 물을 마실 수 있도록 한다.
- 레모네이드(Lemonade)와 같은 매우 달고 시큼한 음식을 먹는다. 이러한 음식들은 침을 만드는 데 도움이 된다. 만일 목과 입이 여릴 때는 이런 음식을 먹지 않도록 한다. 이런 음식은 증상을 악화시킨다.
- 딱딱한 캔디(Candy), 아이스케이크(Ice Cake) 등을 빨고 껌을 씹는다. 침을 만드는 데 도움이 된다.
- 삼키기 쉬운 부드러운 음식, 삶아서 채에 거른 음식을 먹는다.
- 입술 연고로 입술의 습기를 유지한다.

- 삼키기 쉽도록 소스, 샐러드드레싱(Salad Dressing) 등으로 음식물을 습기 있게 한다.
- 입 마름이 심하면 의사에게 인공 침(Artificial Saliva)을 요구한다.

치과와 잇몸문제

암과 암치료는 치아를 상하게 하고 치아와 잇몸에 다른 문제를 일으킨다. 예를 들어 입에 대한 방사선 치료는 침샘에 영향을 끼쳐서 입을 건조하게 하고 입안에 염증 위험도를 높인다. 먹는 습관의 변화도 문제를 가중시킨다. 암치료를 받기 전에 담당의사와 치과의사가 긴밀하게 협의하여 치과문제를 해결하도록 한다. 자주 먹거나 단것을 많이 먹게 되면 양치질을 더 자주 하도록 한다. 매번 식사나 간식을 먹을 때마다 양치질을 하는 것이 좋다. 치과문제를 예방하는 방법은 다음과 같다.

- 환자가 가지고 있는 치과문제를 의사에게 알려야 한다.
- 치과의사가 규칙적으로 보도록 하고, 머리와 목에 방사선 치료를 받을 때는 더욱 자주 보도록 한다.
- 부드러운 칫솔을 사용한다. 잇몸이 아주 예민할 때는 의사에게 말하여 특수 칫솔과 치약을 추천받도록 한다.
- 잇몸과 입이 쓰라릴 때는 따뜻한 물로 입을 헹군다.
- 설탕이 많이 들어 있거나 치아에 들러붙는 음식을 먹을 때는 곧바로 양치질을 하도록 하며, 설탕이 들어 있지 않은 음식을 먹도록 한다. 무설탕 음식에는 설탕 대신 소르비톨(Sorbitol)이 들어 있는데, 설사를 일으키는 환자는 사용을 제한하도록 한다.

맛과 냄새에 대한 감각변화

암세포, 항암제, 방사선 치료는 맛과 냄새에 대한 감각을 변화시킨다. 특히 고기나 고단백 음식물은 쓴맛 혹은 금속맛을 갖게 된다. 많은 음식물들에 맛을 잃게 된다. 치과문제도 맛을 변화시킨다. 대부분의 사람들에서 치료가 끝나면 맛과 냄새에 대한 감각의 변화도 끝이 난다.

다음의 방법들이 도움이 된다.
- 보기에 좋고 냄새가 좋은 음식물을 선택하고 준비한다.
- 소고기와 같은 붉은 고기의 맛이 이상하게 느껴지면 닭고기, 칠면조 고기, 계란, 우유제품, 순한 맛이 나는 생선을 대신 먹는다.
- 단 과일주스, 단 와인, 이탈리언 드레싱, 달고 시큼한 소스 등으로 고기, 닭고기, 생선의 냄새를 좋게 만든다.
- 적은 양의 냄새가 좋은 향신료를 사용하도록 한다.
- 오렌지, 레모네이드와 같은 시큼한 음식을 먹으면 입맛을 돋운다(입이나 목이 쓰라릴 경우 밀감과 같은 신 음식은 통증을 더욱 악화시킨다).
- 냄새가 싫으면 실온의 음식을 먹고, 요리할 때 뚜껑을 닫으며, 날씨가 좋을 때는 밖에서 요리한다.
- 야채에 베이컨, 햄, 양파 등을 첨가하여 향을 낸다.
- 음식물의 맛과 냄새를 방해하는 치과문제를 해결하기 위하여 치과의사를 방문한다.
- 의사와 상의하여 특수 구강청결제로 입을 관리한다.

구역질

구역질은 수술, 화학요법, 방사선 치료, 생물학적 치료 시 공통적인 부작용이다. 사람에 따라 치료 직후에 일어나기도 하고, 2~3일 후에 일어나기도 하며, 끝까지 일어나지 않기도 한다. 치료가 끝나면 구역질도 사라진다. 항암제 투약 전에 항구토제를 투여하여 구역질을 막기도 한다. 다음의 방법들이 도움이 된다.
- 의사에게 항구토제를 요구한다.

- 위장에 편안한 음식을 먹는다.
    - 토스트(Toast), 크래커(Cracker), 프리첼
    - 요구르트
    - 셔벗(Sherbet)
    - 카스텔라(Castella)
    - 삶은 감자, 밥, 국수
    - 껍질을 벗겨 굽거나 끓인 닭고기를 먹는다. 튀김 닭은 피한다.
    - 깡통에 든 복숭아, 기타 부드럽고 혼합된 과일과 야채
    - 맑은 국물
    - 얼음 조각
    - 탄산음료
- 피해야할 음식
    - 지방, 기름지거나 튀긴 음식
    - 캔디(Candy), 쿠키(Cookie), 케이크(Cake)와 같은 매우 단 음식
    - 양념되거나 매운 음식
    - 강한 냄새가 나는 음식
- 적은 양을 자주, 천천히 먹는다. 배가 고프면 구역질이 더 심해지므로 배가 고프기 전에 먹는다.
- 어떤 음식물에 대하여 구역질이 나면 좀 더 호감 가는 음식물을 먹는다.
- 통풍이 안 되어 후텁지근하고, 너무 따뜻하고, 음식 냄새가 나는 방에서는 음식물을 먹지 않는다.
- 식사 시에 국물을 먹으면 빨리 포만감을 느끼게 되므로 국물을 적게 먹는다.
- 국물을 하루 종일, 천천히 마신다. 빨대가 도움이 된다.
- 실온이나 약간 차가운 온도의 음식이나 음료수를 마신다. 뜨거운 것은 구

역질을 더 심하게 한다.
- 구역질이 날 때 자기가 좋아하는 음식을 억지로 먹으면 그 음식조차 영원히 싫어지게 되므로 먹지 않도록 한다.
- 식사 후에는 휴식한다. 활동을 하면 소화가 늦어진다. 식사 후 1시간 정도 똑바로 앉아서 쉬는 것이 좋다.
- 아침에 구역질이 나면 일어나기 전에 건조한 토스트나 크래커를 먹는다.
- 꽉 조이지 않는 느슨한 옷을 입는다.
- 방사선이나 항암제 치료 시 구역질이 나면 치료 전 1~2시간 동안은 먹지 않는다.
- 언제, 무엇이 구역질나게 하는지(특별한 음식, 사건, 특별한 환경 등)를 파악하여 가능한 한 음식물과 스케줄을 바꾸도록 한다. 의사나 간호사와 정보를 공유한다.

구토

구토는 구역질에 뒤따라 일어나며, 치료, 냄새, 위 혹은 장에 가스가 찼을 때, 움직일 때 일어난다. 병원과 같은 주위 환경에 따라 일어나기도 한다. 구역질과 마찬가지로 치료 직후에 일어나기도 하고, 며칠 후에 일어나기도 한다. 1~2일 이상 구토가 진행되면 의사와 상의하여 항구토제를 먹도록 한다. 흔히 구역질을 억제하면 구토가 예방되기도 한다. 깊은 숨쉬기와 같은 긴장을 완화하는 운동과 명상도 도움이 된다. 이는 언제, 어디서나 할 수 있는 일이다. 다음과 같은 방법이 구토를 완화시킬 수 있다.
- 구역질이 진정될 때까지 먹지 않는다.
- 구역질이 진정되면 소량의 깨끗한 국물을 서서히 양을 늘려가면서 마시고, 다음에는 부드러운 음식을 먹으며, 점차 정상 음식으로 먹도록 한다.

설사

설사는 항암제, 복부 방사선 치료, 감염, 음식물에 대한 예민성, 감정적 혼란 등 여러 가지 요인에 의해 유발된다. 의사에게 말하여 정확한 원인을 찾아 치료를 받도록 한다. 설사가 나는 동안에는 신체가 비타민, 미네랄, 수분 등을 충분하게 흡수하기도 전에 장을 빠져 나가게 되며 탈수가 일어나므로 장기간 설사는 문제가 된다. 2~3일 이상 설사가 계속되면 의사와 상의하도록 한다. 설사를 극복할 수 있는 방법은 다음과 같다.

- 하루 세끼 밥 대신에 적은 양의 음식을 하루 종일 먹는다.
- 나트륨(Natrium)과 칼륨(Kalium)을 함유하는 음식과 국물을 많이 먹는다. 이들 원소가 몸의 컨디션을 좋게 한다. 지방이 제거된 고기국물이 나트륨을 많이 함유한다. 설사를 일으키지 않는 칼륨을 많이 함유하는 음식물로는 바나나, 복숭아, 살구넥타, 삶거나 으깬 감자 등이 있다. 스포츠 음료는 나트륨과 칼륨을 함유하며 쉽게 흡수되는 탄수화물도 들어 있다.
- 다음과 같은 음식을 먹는다.
    - 요구르트, 희고 말랑말랑한 치즈(Cottage Cheese)
    - 밥, 국수, 감자
    - 밀로 만든 크림
    - 계란(흰자가 굳을 정도로 요리된 것, 프라이는 피할 것)
    - 매끄러운 땅콩버터
    - 흰 빵
    - 깡통에 들어 있는 껍질 벗긴 과일, 잘 요리된 야채
    - 껍질 벗긴 닭고기, 칠면조 고기, 근육질 소고기, 생선(끓이거나 구운 것, 튀긴 것은 피할 것)
- 피할 음식
    - 지방, 기름지거나 튀긴 음식

- 생야채, 과일의 껍질, 씨, 질긴 섬유
    - 브로콜리(Broccoli), 옥수수, 마른 콩, 양배추, 완두콩과 같이 섬유질이 많은 야채
- 매우 뜨겁거나 찬 음식을 피한다. 실온의 음료수를 마신다.
- 갑작스러운 짧은 설사가 있을 때는 12~14시간 동안 맑은 국물만 마시고 아무것도 먹지 않는다. 의사에게 말한다.
- 우유제품 중의 유당은 설사를 악화시킨다. 대부분 1~1/2컵 정도의 적은 양은 괜찮을 수도 있다.

유당 소화불량(Lactose Intolerance)

유당 소화불량이란 락토오스라 불리는 유당을 소화, 흡수시킬 수 없는 것을 말한다. 우유, 우유제품(치즈, 아이스크림 등), 우유가 첨가된 음식물(푸딩)은 유당을 함유한다. 유당 소화불량은 항생제, 위장 방사선 치료, 소화기관에 영향을 끼치는 치료에 의하여 발생한다. 치료 중에는 유당을 소화시키는 장의 부분이 기능을 발휘하지 못하게 된다. 유당 소화불량(가스, 더부룩함, 설사)은 치료 후 몇 주 혹은 몇 개월 후에 사라지기도 하며 평생 지속되기도 한다. 이러한 문제가 생기면 유당 섭취를 피해야 한다. 상점에 저유당 제품이 판매되고 있다.

변비

어떤 항암제, 진통제는 변비를 일으킬 수 있다. 음식물에 수분이 부족하거나 오랫동안 누워 있어도 변비가 생긴다. 변비를 예방하고 치료하는 방법은 다음과 같다.
- 물을 충분히 마신다. 하루에 적어도 8컵(2,000cc 정도)의 물을 마신다. 변을 부드럽게 하는 데 도움이 된다.

- 대변을 보기 30분 전에 뜨거운 물을 마시면 장운동에 도움이 된다.
- 섬유질 음식을 증가시켜도 되는지를 의사에게 확인한다(섬유질 음식을 먹어서는 안 되는 암도 있다). 먹을 수 있으면 통밀 빵, 곡물, 말린 과일, 통밀 눈, 신선한 과일, 야채, 말린 콩, 완두콩을 먹는다. 감자는 껍질째 먹는다. 섬유질이 작동할 수 있도록 물을 충분히 마신다.
- 매일 운동을 한다. 적합한 운동량과 시간을 의사와 상의한다. 이와 같이 하여도 증상이 호전되지 않으면 의사와 상의하여 처방을 받도록 하고, 어떠한 설사제나 대변 연화제를 먹기 전에 반드시 의사와 상의하도록 한다.

피로와 원기저하

모든 치료방법은 매우 강력하고, 몇 주일 혹은 몇 달 걸리며, 원래의 질병보다 더 어려울 수도 있다. 많은 환자들이 지치고, 원기가 저하되며, 집중력이 떨어진다. 치료 중 피로의 원인은 여러 가지다. 즉 먹지 못하고, 활동하지 못하고, 혈구수가 감소하고, 의기소침해지고, 잠을 자지 못하고, 항암제의 부작용이 발생하는 등이 있다. 피곤하면 의료진에게 말하고 함께 무엇이 문제인가를 파악하여 처리하도록 한다. 다음의 방법들이 도움이 된다.

- 기분과 두려움을 말한다. 마음을 열고 말하면 훨씬 쉽게 관리할 수 있다.
- 치료방법, 부작용, 극복하는 방법 등에 빨리 익숙해진다. 의사에게 말하고, 질문하는 것을 두려워하지 않는다.
- 충분히 휴식한다.
    - 한 번에 오랫동안 쉬기보다는 짧게 여러 번 쉰다.
    - 그날의 휴식시간을 계획한다.
    - 편안한 의자에 앉아서 좋은 책을 읽고, 친구와 비디오를 보면서 쉰다.
- 일상생활을 좀 더 쉽고 짧게 한다. 무리하지 않도록 한다. 짧게 걷거나 운동한다. 이렇게 하면 피로감이 줄어들고 기분이 좋아진다.

음식물로 야기되는 질병

대부분의 항암제는 백혈구를 감소시켜 감염을 막는 면역력을 떨어뜨린다. 따라서 암환자는 특별히 감염과 음식물로 야기되는 질병을 피하도록 주의해야 한다. 다음의 방법들이 도움이 된다.

- 생과일과 야채는 잘 씻는다. 만일 잘 씻을 수 없으면(딸기와 같이) 먹지 않도록 한다. 참외와 같이 거친 껍질은 긁어낸다.
- 요리하기 전·후에 손과 요리기구(칼, 도마 등)를 주의 깊게 씻는다. 특히 생고기를 만진 후에는 더욱 주의한다.
- 고기는 냉장고에서 녹이고 싱크대에서 녹이지 않는다.
- 고기와 계란은 충분히 익게 요리한다.
- 조개는 피하고, 멸균된 사이다, 주스, 우유, 치즈를 먹는다.

추가 비타민과 미네랄이 도움이 되는가?

암치료 동안 잘 먹는 환자들은 질병을 잘 극복하며 부작용도 잘 견딜 수 있다. 치료 동안 음식물을 충분히 섭취함으로써 비타민, 미네랄, 기타 영양소를 충분히 섭취하도록 한다. 추가의 비타민, 미네랄, 식물성 화학물질(Herb Chemicals)의 섭취는 오히려 해가 될 수도 있다.

3. 치료 후 영양관리

치료 후에는 대부분 먹을 것과 관련된 부작용은 사라진다. 치료 후에는 다음과 같은 일반적인 건강식을 먹도록 한다.

- 저지방, 저칼로리 음식물을 먹는다.
- 매일 음식물을 골고루 먹는다. 어떤 한 가지 음식도 신체가 필요로 하는 모든 영양분을 다 함유하는 것은 없다.

- 야채와 과일을 많이 먹는다. 생야채나 요리된 야채에는 비타민, 미네랄, 섬유질이 많이 포함되어 있다.
- 빵과 곡물, 특히 현미, 통밀 빵, 오트밀 등을 먹는다.
- 지방, 소금, 설탕, 알코올, 피클 등은 피한다.
- 저지방 우유를 먹고, 소량의 껍질을 벗겨낸 근육질의 닭고기, 소고기, 돼지고기(하루에 200그램 이하)를 먹는다.

제4장 암에 대한 생체 면역반응

제4장 암에 대한 생체 면역반응

1. 암세포에 대한 생체 면역반응

인체의 면역계는 암세포를 살해하는 감시능력이 있으며, 여러 종류의 면역세포가 암세포를 살해한다. 이 중 대식세포가 암세포를 제일 먼저 처치한다. 이때 보조 T세포는 대식세포가 처치한 암세포와 반응하여 사이토카인을 생성하며 암세포를 살해하는 킬러 T세포가 생성되도록 한다. 킬러 T세포와 함께 암세포를 살해하는 면역세포로 NK세포가 있다. NK세포는 태어날 때부터 우리 몸속에 존재하는 암세포를 죽이는 면역세포이다. 체내 NK세포의 활성은 일반적으로 20세에 최고에 달하여, 나이가 들면서 계속 떨어져 60세에는 1/2, 80세에는 1/3로 떨어진다. 이것이 고령자에서 암환자가 많은 이유 중의 하나이다.

T세포

보조 T세포가 대식세포가 처치한 암세포와 반응하여 IFN-γ(Interferon-γ, 인터페론-감마), IL-2(Interleukin-2, 인터루킨-2)와 같은 사이토카인을 생성한다. 암세포를 살해하는 킬러 T세포가 생성되기 위하여 이들 사이토카인이 최적의 조건으로 공급되어야 한다. 또한 이들 사이토카인은 대식세포와 NK세포의 암세포 살해능력을 증강시키고 암 조직 주변으로 끌어들인다.

항체

암환자는 종양세포에 대하여 항체를 생성한다. 예를 들어 EB 바이러스(Epstein-Barr Virus)와 관련된 임파종 환자의 혈중에는 EB 바이러스와 관련된 항원에 대한 항체가 들어 있다. 항체는 보체(Complement)를 활성화시키거나 대식세포와 NK세포에 작용하여 ADCC(Antibody Dependent Cell-mediated Cytotoxicity, 항체의존성 세포독성) 기능을 활성화시켜 암세포를 살해한다. 그러나 항체가 종양세포를 퇴치하는 것은 주로 시험관 내 실험(in vitro)에서만 검출되었으며, 생체 내(in vivo)에서는 거의 증명되지 않고 있다.

NK세포

NK세포는 여러 종류의 암세포를 비특이적으로 살해하며, 특히 혈액종양을 살해한다. IFN-γ, IL-2, IL-12와 같은 사이토카인이 NK세포의 암세포 살해능을 증가시킨다. NK세포가 IL-2에 의하여 활성화되면 LAK세포(Lymphokine Activated Killer Cell, 림포카인 활성화 살해세포)가 생성된다. LAK세포는 NK세포보다 암세포 살해능이 강하다.

대식세포

IFN-γ는 대식세포를 활성화하여 암세포를 살해하도록 한다. 또한 활성화된 대식세포는 TNF(Tumor Necrosis Factor, 종양괴사인자)를 생성하며, 이때 생성된 TNF가 암세포를 직접 분해하기도 한다.

종양세포에 대한 생체 면역반응

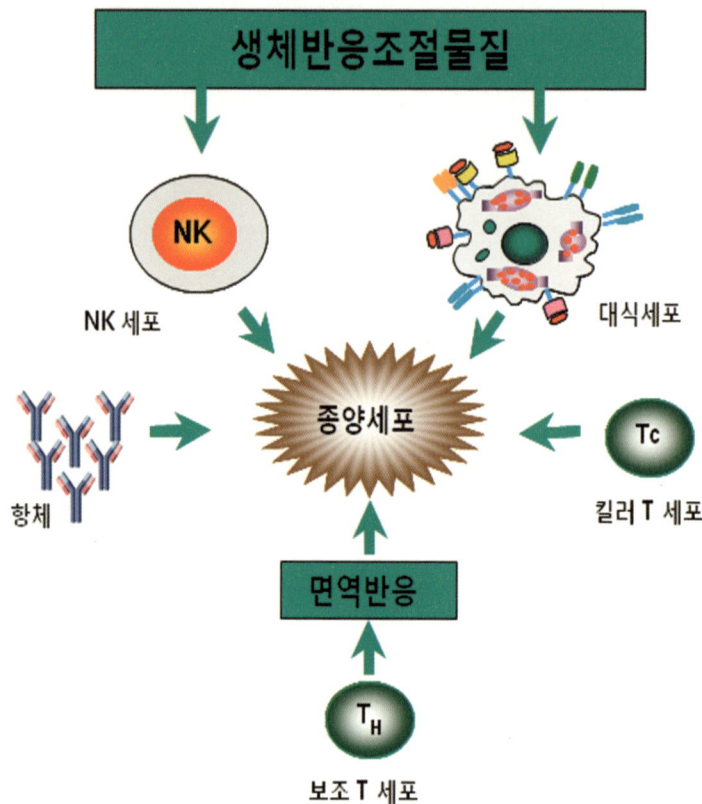

종양세포는 생체 내의 킬러 T세포, NK세포, 대식세포, 보조 T세포 및 항체에 의해 제거된다.
- 보조 T세포 : 종양항원을 인지하여 사이토카인을 생성한다.
- 킬러 T세포 : 종양항원을 인지하여 암세포를 살해한다.
- 대식세포 : 사이토카인에 의하여 활성화되며 암세포를 살해한다.
- NK세포 : 사이토카인에 의하여 활성화되며 암세포를 살해한다.
- 항체 : B세포가 종양항원을 인지하여 생성한 면역글로불린이다.

2. 암환자에 대한 면역치료법

가장 바람직한 항암 치료는 암세포를 선택적으로 죽이면서 정상세포에는 되도록 손상을 주지 않는 치료이다. 하지만 항암 약물 치료나 방사선 치료 모두 정상조직에 대한 어느 정도의 손상을 피할 수는 없다. 이러한 부작용을 최대한 줄이면서 인체의 질병에 대한 방어 시스템 가운데 하나인 면역기전을 이용해서 암세포를 제거하고자 하는 치료가 면역치료법이다. 암은 평생 동안 치료 유지되어야 하는 만성질환이므로 면역요법이 더욱 중요하다. 암환자에 대한 면역치료법은 다음과 같다.

1) 사이토카인(Cytokines)

사이토카인은 백혈구와 여러 관련된 세포에서 생성되는 다양한 기능을 가진 단백질이며, 이들은 조혈작용뿐만 아니라 면역계의 조절에 많은 역할을 한다. 유전공학의 발달에 따른 재조합 DNA 기술은 순수 사이토카인의 생산을 가능하게 하였다. 주요 사이토카인으로는 인터페론(IFN), 인터루킨(IL), 군락자극인자(CSF) 등이 있다.

2) BCG(Bacillus Calmette-Guérin)

BCG는 독성을 약화시킨 소의 결핵균이며 가장 오랜 역사를 가진 면역증강제로 국소적으로는 종양 내, 복강 내 또는 흉막 내에 직접 투여하고, 전신적으로는 경구 또는 경피로 투여한다. BCG를 투여하면 대식세포나 T세포가 활성화되어 각종 사이토카인을 생성하고 이 사이토카인에 의해 NK세포가 활성화되어 암세포를 파괴한다.

3) 다당체(Polyssacharides)

버섯, 해초, 인삼 등 식물로부터 추출된 다당체가 여러 종류의 면역세포와 반응하여 선천성 면역과 세포매개성 면역에 영향을 미친다. 이들 다당체는 구조적으로 다양하며 종양별 항암 효능, 세포에 대한 반응성, 사이토카인 생성능 등이 매우 다르다. 면역기능을 조절하는 다당체들은 비교적 독성이 없으며 특별한 부작용을 일으키지 않아 이들 식물성 다당체가 이상적인 항암치료제 후보로 주목받고 있다.

베타-글루칸(β-Glucan)

베타-글루칸이란 일반적으로 베타-글루코스 중합체의 화학명이다. 이들 중에서 효모, 버섯 등으로부터 추출된 직선형의 β-1,3-글루칸 혹은 β-1,6-측쇄 글루코스를 지니는 베타-글루칸이 대식세포의 암세포 살해능을 증강시키며 사이토카인을 생성시키는 기전으로 항암작용을 나타낸다. 대부분 물에 녹지 않아서 임상 효능이 떨어지며, 최근에는 물에 녹는 베타-글루칸이 개발되어 임상 효능이 개선되기도 하였다. 수용성 베타-글루칸은 수술 후 감염을 막아주며, 골수세포를 증식시키고, 방사선 방어작용이 있다.

후코이단(Fucoidan)

후코이단은 미역, 다시마 등의 해초류로부터 추출한 L-후코스(Fucose)를 주성분으로 하여, 소량의 갈락토스(Galactose), 자일로스(Xylose), 글루쿠론산(Glucuronic Acid)으로 구성된 다당체이다. 구성당의 차이에 따라 5가지 종류(F, U, G-, L-, GA-후코이단)가 보고되어 있다. 대식세포의 활성을 향상시키고 사이토카인을 생성시키는 기전으로 항암작용 및 면역증강작용이 있다.

진산

진산은 인삼으로부터 추출한 글루코스(Glucose), 갈락토스(Galactose), 아라비노스(Arabinose)로 구성된 다당체이다. 대식세포 및 NK세포의 암세포 살해능을 증강시키는 기전으로 항암작용을 나타낸다. 골수세포를 증식시키고, 항산화효소를 활성화하며, 방사선에 의한 돌연변이 발생률을 감소시키는 기전으로 방사선 방어작용이 있다. 박테리아 감염을 막아주며 박테리아 감염시 과도하게 생성되는 염증성 사이토카인의 생성을 억제하여 패혈증을 감소시키는 작용을 나타낸다.

4) 종양 백신

종양 백신은 암세포에 특이적으로 작용하는 T세포 반응을 유도하는 면역체계를 자극한다. 백신의 종류로는 종양세포 백신, 펩타이드(Peptide) 백신, 수지상세포(Dendritic Cell) 백신이 있다.

종양세포 백신

처음 시도된 암 백신으로 병원성 백신을 본 따 방사선을 조사한 종양세포를 이용했다. 하지만 실제 임상시험에서는 면역반응이 약하고 암세포 이외의 정상세포에서도 면역반응을 일으키는 문제가 발생했다.

펩타이드 백신

종양세포 대신에 T세포에 의해 인식될 수 있는 종양세포가 갖고 있는 종양-연관 항원을 이용한다. 종양-연관 항원 분자의 발현 양상은 종양세포와 정상세포 간에 양적, 질적 차이가 있다. 이러한 항원의 대부분은 자가면역 반응을 일으키지 않으면서도 면역반응을 유도한다. 이러한 장점을 갖고 있는 종양-특이 펩타이드 백신이 현재 개발되고 있다.

수지상세포(Dendritic Cell, DC) 백신

수지상세포는 항원 전달 과정 및 T세포 의존성 면역반응을 유도하는 과정에서 중심적인 역할을 한다. 수지상세포는 골수에서 만들어지며, 말초 조직에 미성숙 상태로 있다가 염증 신호를 받으면 분화되거나 성숙해져 항원이 발현될 곳, 즉 림프절로 이동한다. 그러면 T세포 반응이 시작된다. 백신으로 사용하기 위해서 수지상세포를 각 환자로부터 분리한 뒤 배양을 하는데, 배양하는 사이에 특정 항원, DNA 또는 RNA를 수지상세포의 세포 내로 이입시킨다. 이어 항원이 들어 있는 수지상세포를 환자에게 넣어준다. 이러한 과정을 거쳐야 하기 때문에 수지상세포 백신을 제작하는 데는 손이 많이 가고 가격도 비싸다.

5) 단클론 항체(Monoclonal Antibody)

암세포 특정 단백질(항원)의 한 부위만을 인식해 공격하는 표적 치료제의 한 종류를 말한다. 표적 치료제들은 대부분 암세포가 특징적으로 가지고 있는 분자를 표적으로 하여 효과를 나타낼 수 있도록 만들어져 비교적 정상세포의 손상을 최소화하면서 선택적으로 암세포만 공격하기 때문에 부작용을 최소화할 수 있는 장점이 있다. 현재 사용되는 중요한 표적 치료제로 허셉틴(Herceptin, Trastuzumab), 얼비툭스(Erbitux, Cetuximab)와 같은 티로신 키나아제(Tyrosine Kinase) 길항제와 아바스틴(Avastin, Bevacizumab)과 같은 신생 혈관 생성 억제제가 있다.

6) 세포 면역요법

환자 자신의 혈액으로부터 분리한 면역세포를 외부에서 배양하여 환자에게 인위적으로 재투여하는 치료방법으로, 현재 LAK 요법, TIL 요법, 세포독성 T림프구 요법이 개발되어 임상에서 사용하고 있다.

LAK 요법

정상 림프구는 항암 기능이 약하지만 이들을 체외로 추출하여 IL-2와 함께 수일간 배양하면 대단히 강한 항암 능력을 가지게 되는데, 이 림프구를 LAK세포라고 한다. LAK세포는 NK세포로는 파괴할 수 없는 다양한 종류의 암세포를 살해할 수 있다. 암환자에서 림프구를 추출한 후 IL-2와 같이 배양하여 대량의 LAK세포를 얻은 후 환자에게 재투여하는 방법이다.

TIL 요법

TIL(Tumor Infiltrating Lymphocytes, 종양 침윤 림프구)세포란 암세포 주위에 모여 있는 림프구를 말한다. 이 림프구들은 혈관 내에서 순환하고 있는 말초 혈액 림프구와는 달리 암세포가 있는 곳으로만 선택적으로 이동하는 특성이 있다. 종양 내에 침윤되어 있는 림프구(TIL)를 분리한 후 IL-2로 처리하여 암세포 살해능력을 증가시켜 다시 투여하는 방법으로 이용된다.

킬러 T세포 요법

암세포의 특이 항원을 인식할 수 있는 킬러 T세포를 체외에서 생산하여 직접 환자에게 주입해 암세포를 파괴하는 면역치료 방법이다. 이러한 항원 특이 T세포는 조직형이 일치하는 타인에게서 공여 받거나 자가 림프구를 이용할 수 있다. 암세포만이 가지는 항원을 인식하는 T세포를 선택하고 이 세포만을 증폭시켜 다량의 효과적인 킬러 T세포를 만들어낼 수 있다.

7) 유전자 요법

유전자 치료는 암 조직 자체 또는 환자에게 외부에서 정상적인 유전자를 주입하여 이상이 있는 유전자를 직접 교정하는 방법이다. 또한 손상된 유전자가 만들어내지 못하는 물질을 생산해내는 건강한 유전자를 주입해 암세포가 줄어들고 죽도록 하는 것이다. 면역력을 강화하기 위하여 면역물질을 생산해내는 유전자를 주입하는 면역 강화요법이 가장 많으며, 암세포의 세포 사멸을 유도하는 유전자나 암 억제 유전자를 넣는 방법들이 이용되고 있다.

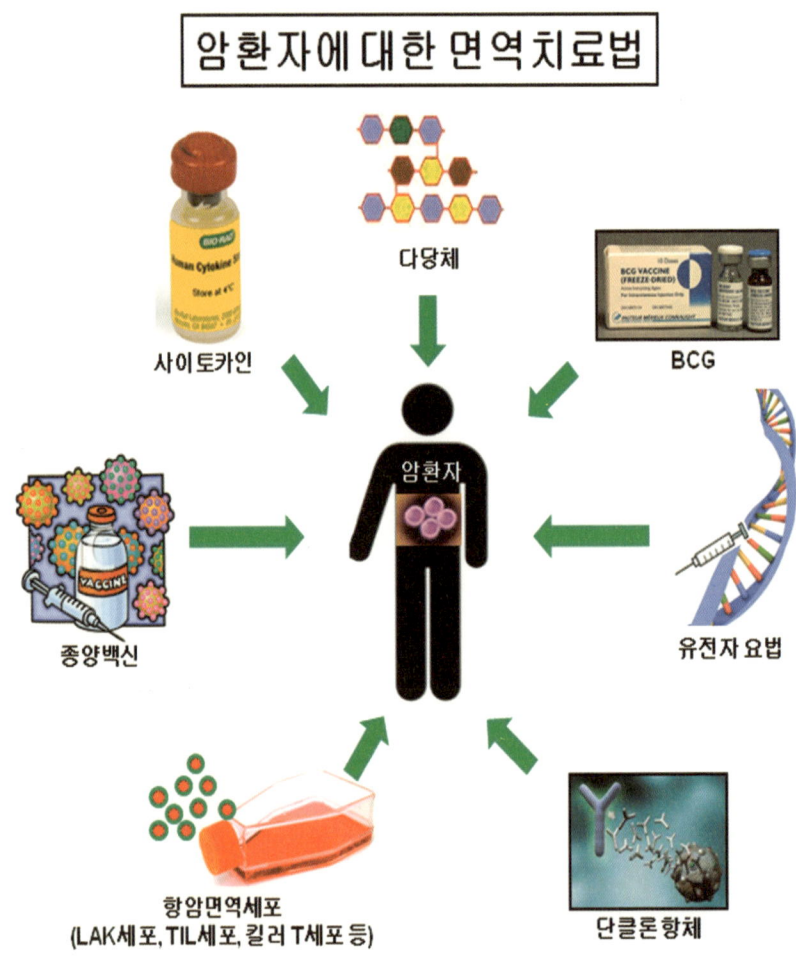

제5장 인삼다당체 진산에 의한 면역반응 조절작용

제5장 인삼다당체 진산에 의한 면역반응 조절작용

　현재 암치료법은 외과적 수술요법, 화학요법, 방사선요법이 주종을 이루나, 이들 치료법으로는 약 60%의 암환자만이 치료 가능하며 전이암, 재발암에 대한 치료는 거의 불가능한 상태이다. 이러한 상황에서 암에 대한 면역요법의 중요성이 강조되고 있으며, 면역 증강력이 있는 다당체에 대한 연구가 활발하게 진행되어 왔다. 특히 식물로부터 발굴된 면역증강 다당체는 박테리아로부터 발굴된 다당체에 비해 독성이 없고 특별한 부작용을 일으키지 않아 의약적으로 개발하려는 노력이 진행되고 있다. 한편 인삼은 수천 년 동안 사용되어 온 가장 잘 알려진 강장제 중의 하나로 항 피로작용, 신경조절작용, 혈압조절작용, 신진대사 촉진작용 등 약리작용이 매우 다원적이다.

　이와 같은 상황에서 저자인 윤연숙 박사 등 연구팀은 인삼의 물 추출물이 우레탄(Urethane), DMBA(7,12-Dimethylbenzanthracene), 벤조피렌(Benzopyrene), 아플라톡신(Aflatoxin) 등 발암물질에 의한 암발생을 억제한다는 사실을 발견하고 유효성분을 탐색한 결과 면역조절작용이 있는 인삼다당체 진산을 발굴하게 되었다. 진산은 인삼(Ginseng)을 의미하는 "Gins"와 당을 의미하는 "an"의 합성어로 윤연숙 박사가 명명하였으며, 단당류의 일종인 글루코스(Glucose), 갈락토스(Galactose), 아라비노스(Arabinose)가 진주목거리처럼 여러 개 결합되어 있는 인삼다당체이다.

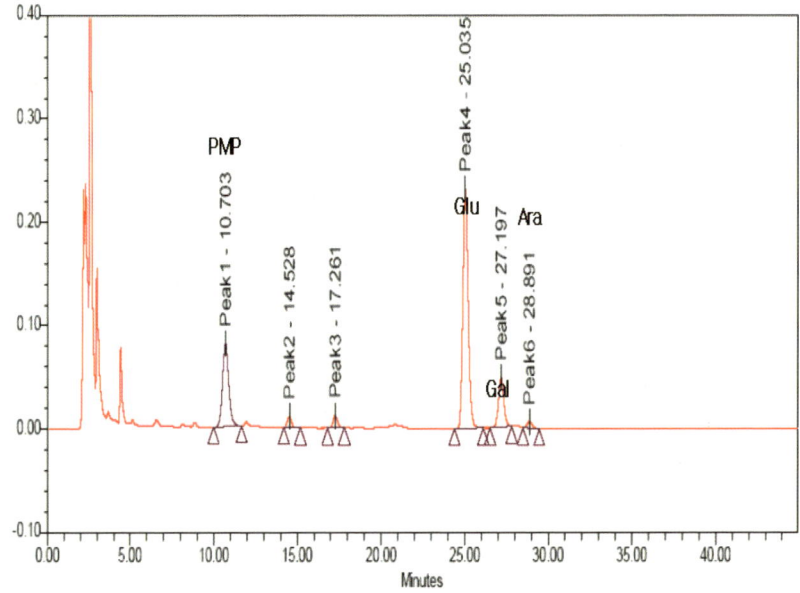

진산 구성당의 HPLC분석: Glu : 글루코스, Gal : 갈락토스, Ara : 아라비노스

1. 항암면역 증강작용 (1–8, 10–11, 13, 20, 22, 25)

이상적인 항암면역 증강제는 T세포, NK세포, 대식세포 등 여러 종류의 면역세포를 활성화시켜 암세포를 살해함과 동시에 이들 암세포를 살해하는 면역세포를 증식시킬 수 있는 물질이다. 인삼다당체 진산은 대식세포를 활성화시켜 IL-1β(Interleukin-1β, 인터루킨-1β), IL-12(Interleukin-12, 인터루킨-12)의 생성을 증가시키고, 이 인자에 의해 T세포에서 IL-2(Interleukin-2, 인터루킨-2)와 IFN-γ(Interferon-γ, 인터페론-감마) 등 사이토카인의 생성이 증가되며, 이들 사이토카인에 대한 각종 면역세포의 반응이 높아져 Tc세포, NK세포, 대식세포, LAK세포의 암세포 살해능을 증가시킨다.

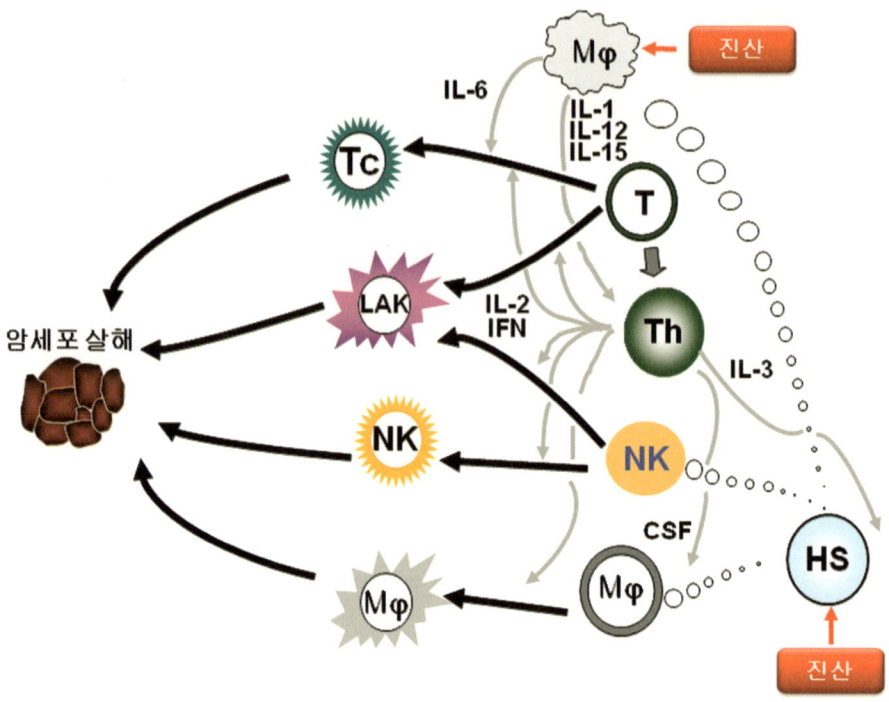

IL-1 : 대식세포 등에서 여러 가지의 자극에 의해 유리되는 사이토카인이다.
IL-2 : 활성화된 보조 T세포(Th)에서 생성되어, T세포 증식, NK세포 활성 증강, LAK세포 유도 작용이 있다.
IL-3 : 활성화된 보조 T세포(Th)에서 생성되어, T세포 계열의 세포에 대해서 증식 촉진효과를 나타낸다. 기타 각종 세포에 대해서도 광범위한 증식 촉진작용을 나타내므로 multi-CSF라고 한다.
IL-6 : 대식세포와 섬유아세포 등에서 각종의 자극에 의해 유리되는 사이토카인이다. 미성숙 T세포에 작용하여 킬러 T세포(Tc)로의 분화 유도를 촉진할 뿐만 아니라 IL-2에 대한 응답성을 증가시킨다.
IL-12 : 킬러 T세포(Tc), NK세포, LAK세포의 활성 촉진인자로서 항종양 활성과 항감염 작용을 나타낸다.
IFN : 활성화된 보조 T세포(Th)와 NK세포에서 생성되어 NK세포 활성의 증강, 대식세포의 항종양 및 항바이러스 활성 증강 등 폭넓은 작용을 한다.
Th세포(보조 T세포) : 항원 자극에 의해 유도되어 사이토카인을 생성한다.
Tc세포(킬러 T세포) : 항원 자극에 의해 유도되어 특정 항원을 가진 세포에 대해 특이적인 세포살해작용을 나타낸다.
HS세포(조혈줄기세포) : 모든 혈구세포를 만들 수 있는 다재다능한 조혈줄기세포이다.
NK세포 : 킬러 T세포와 달리 항원 자극 없이도 암세포를 살해한다. 자연적으로 생체에 존재하는 살해세포이다.
LAK세포 : IL-2 공존 하에서 NK세포와 T세포에서 유도되는 살해세포로서, 표적이 되는 암세포의 스펙트럼이 NK세포와는 다르다.

1) 항암 면역세포 활성화

BAK세포 생성

림프구를 IL-2와 함께 배양하면 여러 종류의 암세포를 비특이적으로 살해하는 LAK세포(Lymphokine Activated Killer Cell)가 생성되는 현상이 밝혀진 이래, 시험관 내에서 배양된 LAK세포를 암환자의 치료에 이용하려는 노력이 이루어지고 있다. LAK세포는 고용량의 IL-2와 함께 투여되어야 하는데, 이때 외부로부터 투여된 IL-2는 생체 내 반감기가 한 시간 이내이며 체내 수분 축적 등 부작용이 심하다. 따라서 최근에는 생체 내에서 사이토카인을 생성시킬 수 있는 BRM(Biological Response Modifier, 생체반응조절물질)에 대한 재평가가 이루어지고 있다.

생체 내에서 사이토카인을 생성하는 BRM의 장점은 LAK세포를 사용하는 입양면역요법(adoptive immunotherapy) 시 문제가 되는 고용량 사이토카인 투여에 의한 부작용과 시험관 내에서 림프구를 배양하여야 하는 어려움을 해결할 수 있다는 점이다. 림프구를 BRM과 함께 배양하여 생성된 암세포를 살해하는 면역세포를 BAK세포(BRM Activated Killer Cell)라 한다. 생쥐의 비장세포를 진산과 함께 5일 동안 배양 후 BAK세포 생성 여부를 관찰하였다. 인삼다당체 진산은 용량 의존적으로 BAK세포를 생성시켰다. 진산의 반응-용량 곡선은 종 모양(Bell Type)으로 최적 용량을 초과한 고용량에서는 오히려 효능이 감소한다.

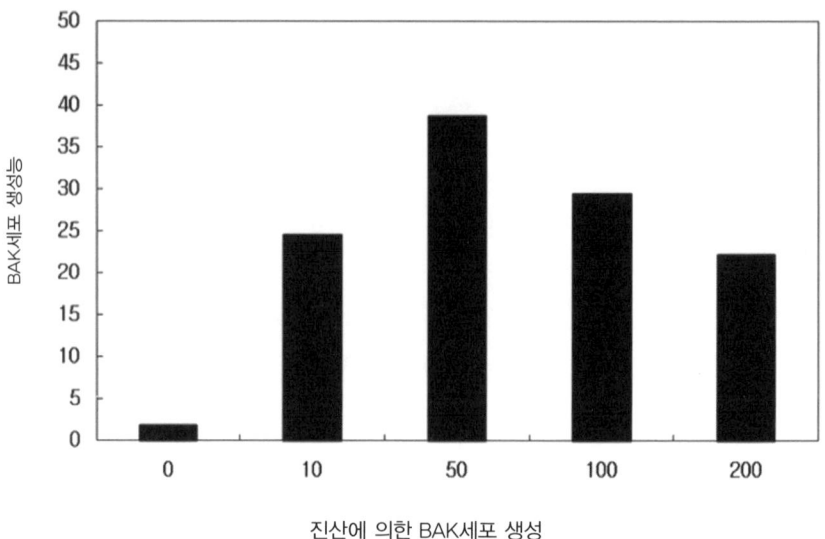

진산에 의한 BAK세포 생성

지금까지 인삼의 다원적인 약리작용을 나타내는 유효성분으로 알려진 인삼 사포닌(Ginsenoside Rg3, Ginsenoside Rg5, Ginsenoside Rh2, Ginsenoside Re)과 인삼다당체 진산의 BAK세포 생성능력을 비교해 본 결과, 인삼 사포닌은 BAK세포 생성능력이 없었다.

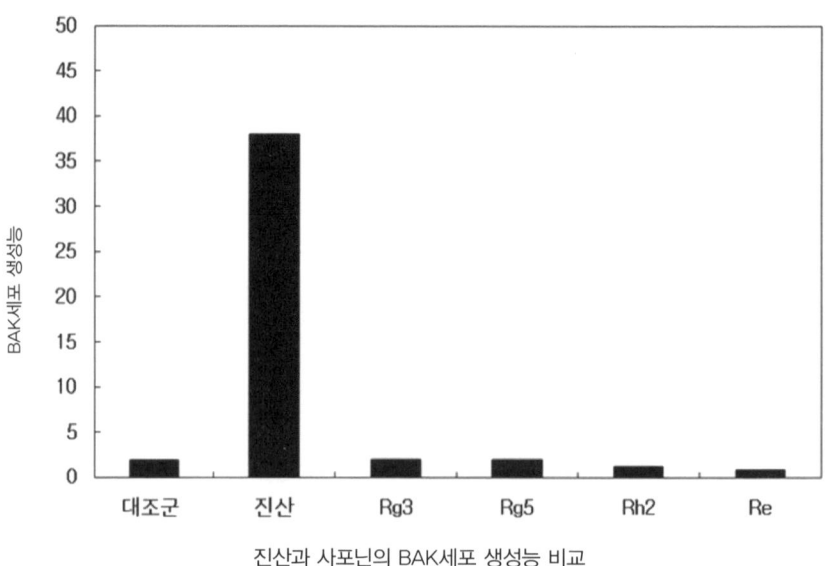

진산과 사포닌의 BAK세포 생성능 비교

림프구 증식

생체 내에서 킬러 T세포, NK세포와 같은 림프구가 암세포를 살해한다. 생쥐의 비장세포를 인삼다당체 진산과 함께 48시간 동안 배양한 후 ^{3}H-thymidine을 가하여 4시간 더 배양하고 세포를 수거하여 β-counter로 ^{3}H-thymidine의 세포 내 삽입 정도를 CPM으로 측정하였다. 그 결과, 진산이 림프구를 증식시켰다.

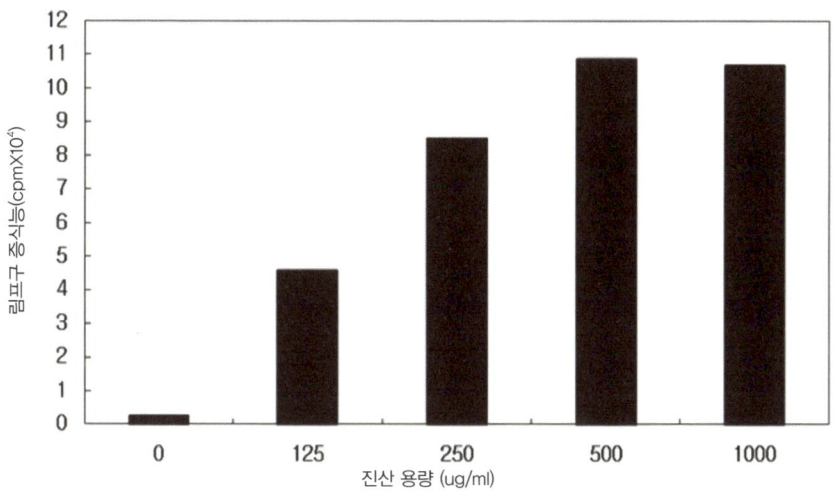

진산에 의한 림프구 증식

인삼다당체 진산(500㎍/㎖)의 림프구 증식능은 인삼사포닌(Ginsenoside Rb1, Ginsenoside Rg1, 500㎍/㎖)보다 강하며, 인삼사포닌은 림프구 증식능이 거의 없다.

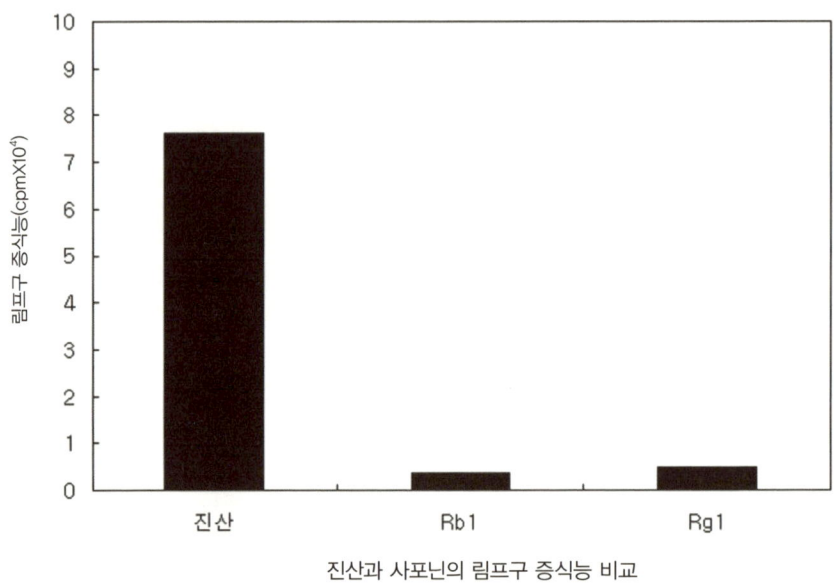

진산과 사포닌의 림프구 증식능 비교

대식세포 활성

인체에는 암세포를 살해하는 여러 종류의 면역세포가 존재한다. 이 중 대식세포는 암세포를 제일 먼저 처치한다. 티오글리콜레이트(Thioglycolate)로 유도된 생쥐의 복강 내 대식세포를 인삼다당체 진산과 배양한 결과, 배양액 중의 NO(Nitric Oxide, 일산화질소) 생성이 증가되었다. 일산화질소는 대식세포의 항균작용이나 항암작용에 중요한 물질이다.

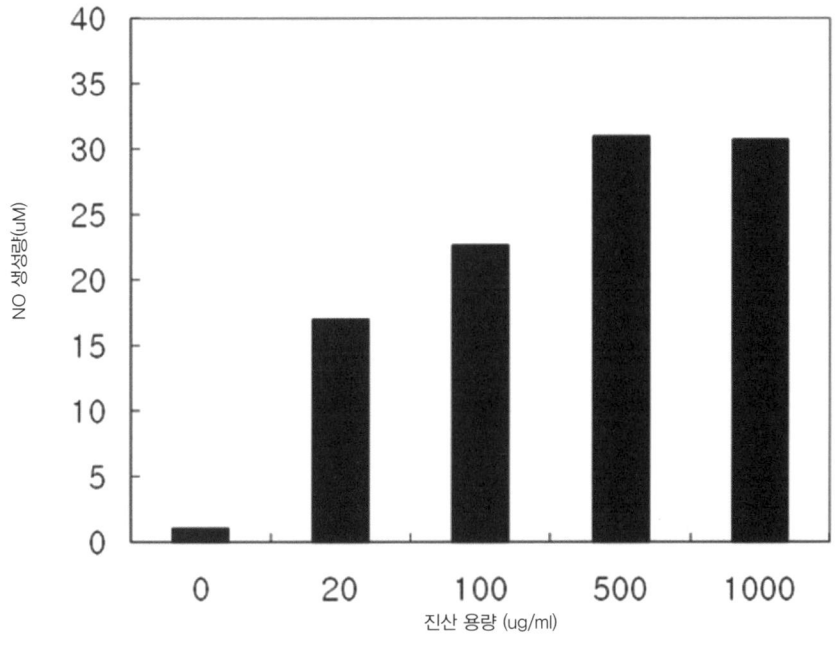

진산에 의한 대식세포의 NO 생성

    티오글리콜레이트로 유도된 생쥐의 복강 내 대식세포를 인삼다당체 진산과 배양 후 Yac-1 종양세포에 대한 살상작용을 측정하였다. 그 결과, 진산은 대식세포의 Yac-1 종양세포에 대한 살해능력을 증가시켰다.

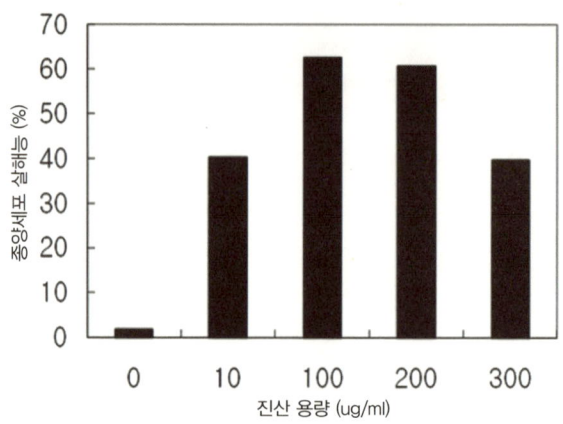

진산에 의한 대식세포의 종양세포 살해능 증가

사이토카인 생성

Th1세포 및 대식세포로부터 생성되는 사이토카인은 암세포에 대한 세포매개성 면역반응을 증강시키는 기전으로 항암작용을 나타낸다. 인삼다당체 진산은 Th1세포 및 대식세포에서 생성되는 IL-2, IFN-γ, IL-12와 같은 사이토카인의 생성을 증가시킨다.

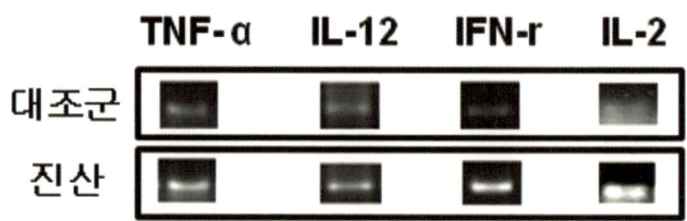

진산에 의한 사이토카인 mRNA 발현

2) 생체 내 항암 면역력 증강

NK세포 활성

생쥐를 대상으로 인삼다당체 진산(100mg/kg)을 정맥투여 하였을 때 NK세포의 활성이 2.4배 증가되었다.

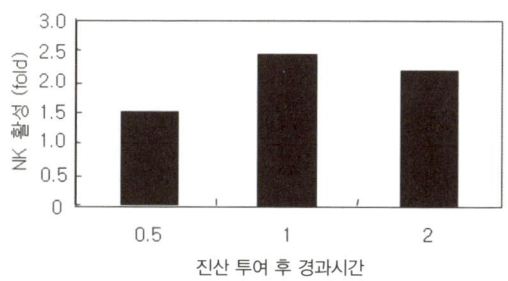

진산 투여에 의한 생체 내 NK세포 활성 증가

T세포 증식

생쥐를 대상으로 인삼다당체 진산(100mg/kg)을 정맥투여 하였을 때 T세포의 증식을 유도하는 물질인 Con A에 대한 반응성이 증가되었다.

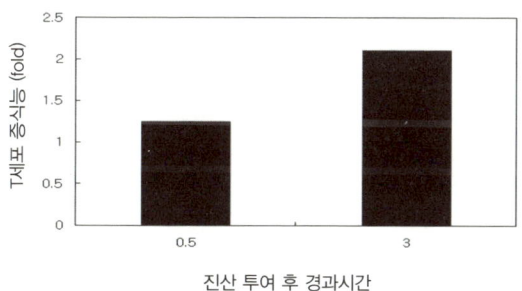

진산 투여에 의한 T세포 증식 증가

사이토카인 생성

생쥐를 대상으로 인삼다당체 진산(100mg/kg)을 정맥투여 하였을 때 혈청 내 GM-CSF(Granulocyte Macrophage Colony Stimulating Factor, 과립구 대식세포 군락자극인자), IL-12, IFN-γ, TNF-α(Tumor Necrosis Factor, 종양괴사인자) 등 사이토카인의 농도가 증가되었다.

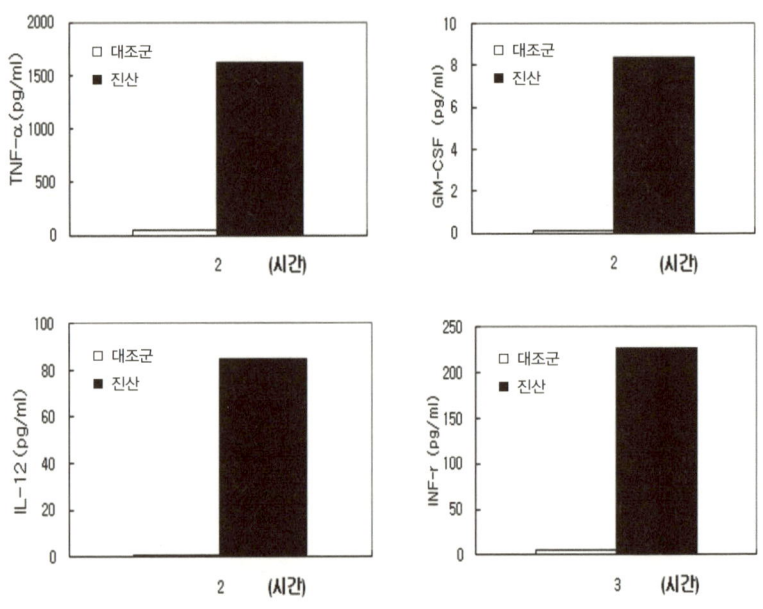

진산 투여에 의한 혈중 사이토카인 농도 증가

3) 항암효능

B16-F10 흑색종의 전이 억제효능

인삼다당체 진산을 격일로 체중 1kg당 10㎎을 2주 동안(체중 1kg당 진산 총 투여량: 60㎎) 정맥투여 하였을 때 B16-F10 흑색종의 폐 전이를 44% 억제하였다.

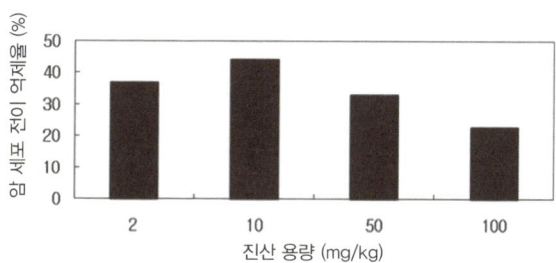

진산 투여에 의한 B16-F10 흑색종 전이 억제

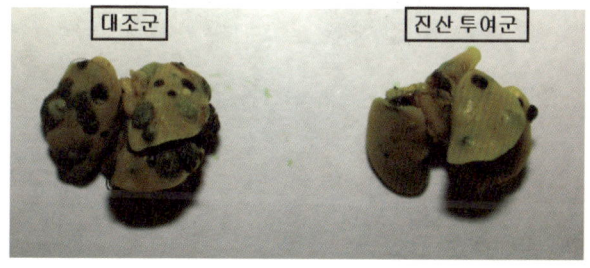

B16-F10 흑색종 폐전이 사진

LLC 폐암 성장 억제효능

LLC 폐암 생쥐 실험모델에서 인삼다당체 진산(100㎎/㎏)을 1회 정맥투여 하였을 때 암의 성장이 53% 억제되었다.

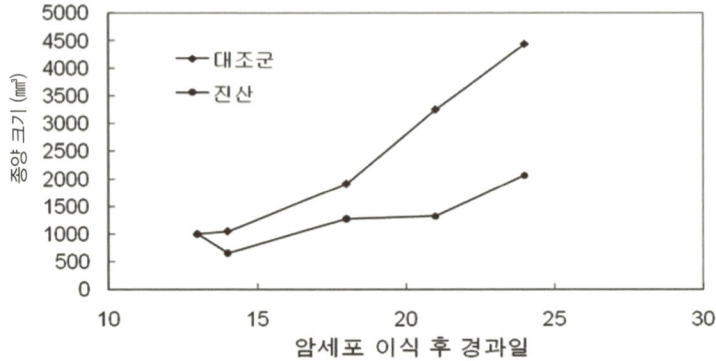

진산 투여에 의한 LLC 폐암 성장 억제

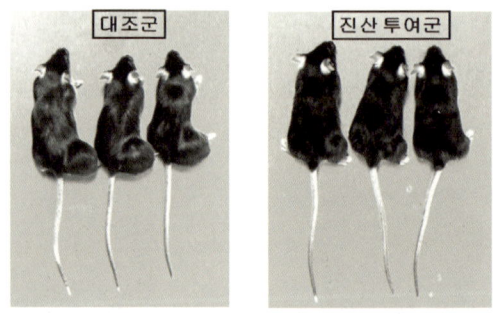

LLC 폐암 세포가 이식된 생쥐 사진

LLC 폐암세포를 생쥐에 이식한 후 30일 동안 생존하는 생쥐의 수가 진산을 투여하지 않은 대조군에서는 12.5%였으며, 진산을 투여한 실험군에서는 60%로 증가하였다.

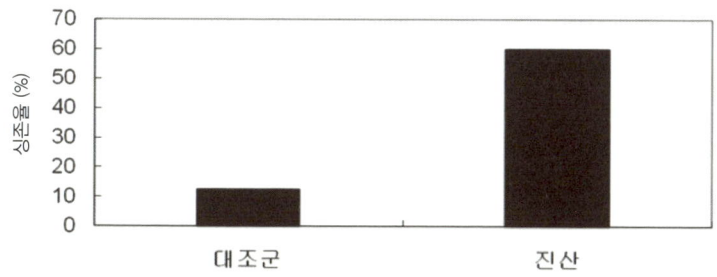

진산 투여에 의한 LLC 폐암 생쥐의 생존율 증가

EMT-6 유방암 성장 억제효능

EMT-6 유방암 생쥐 실험모델에서 진산(100㎎/㎏)을 1회 복강투여 하였을 때 암세포의 성장을 56% 억제하였다.

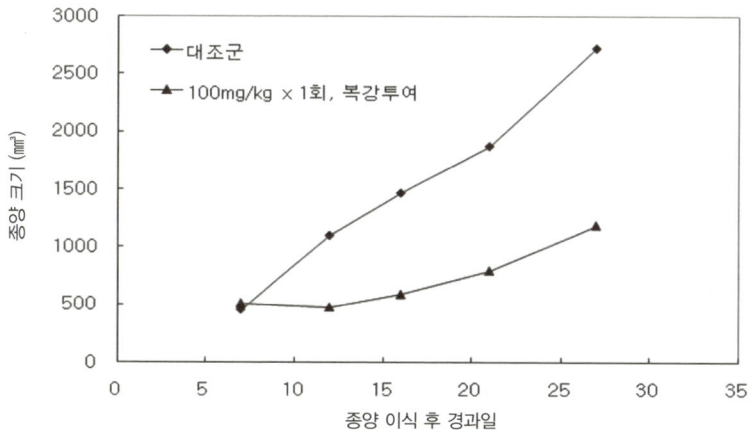

진산 투여에 의한 EMT-6 유방암 성장 억제

방사선 항암효능 증진

LLC 폐암세포를 생쥐에 피하투여 하여 종양(1㎤ 크기)을 형성시킨 다음 방사선(8Gy)을 조사하였을 때 암세포의 성장을 51% 억제하였고, 방사선과 함께 인삼다당체 진산을 투여하였을 때 암세포의 성장을 56% 억제하였다.

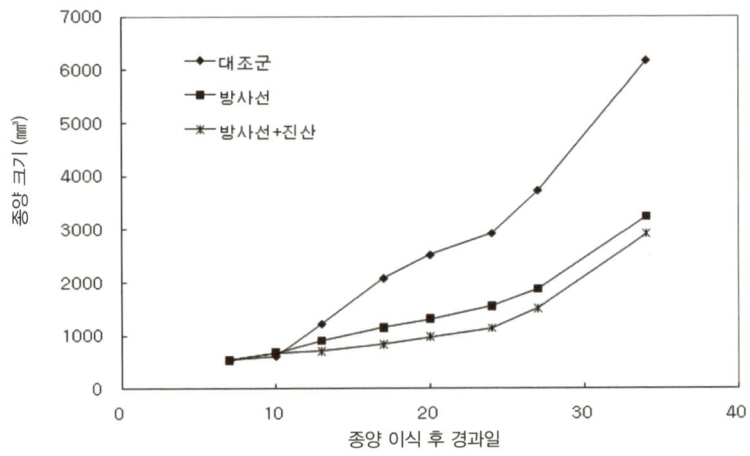

진산 투여에 의한 방사선 항암효능 증진

항암제 효능 증진

LLC 폐암세포를 생쥐에 피하투여 하여 종양(1㎤ 크기)을 형성시킨 다음 항암제(사이클로포스파마이드, CP, 50㎎/kg)를 복강투여 하였을 때 암세포의 성장을 15% 억제하였으며, 항암제 투여 24시간 후에 진산(100㎎/kg)을 복강투여 하였을 때에는 암세포의 성장을 35% 억제하였다.

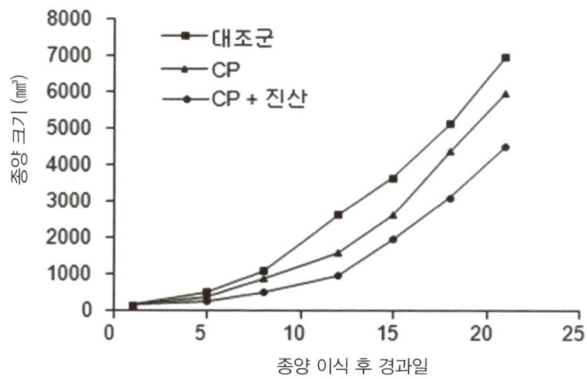

진산 투여에 의한 항암제 효능 증진

경구투여 시 항암효능

면역증강 작용이 있는 다당체는 대부분 혈관 및 복강투여 시에만 효능이 있으며 경구투여 시에는 효능이 없는 것으로 보고되고 있다. 이에 비해 인삼다당체 진산은 경구투여 시에도 항암효과를 나타낸다.

EMT-6 유방암 세포를 생쥐에 피하주사 하여 종양(1㎤ 크기)을 형성시킨 다음 진산(100㎎/㎏)을 10회 경구투여 하였을 때 암세포의 성장을 21% 억제하였다.

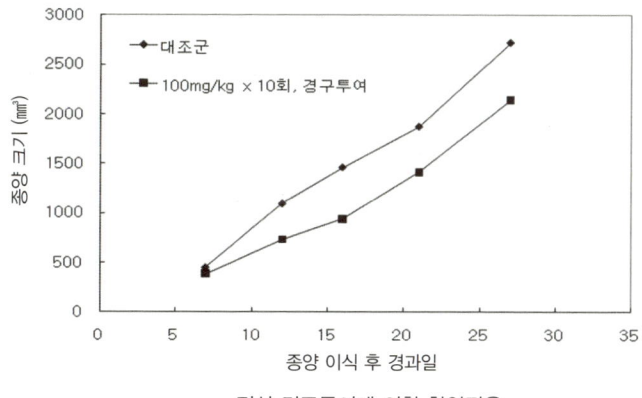

진산 경구투여에 의한 항암작용

2. 방사선 및 항암제에 의한 조혈장애 억제작용[12, 15, 16, 17, 18, 20-21]

방사선은 유전자(DNA)의 염기 결합을 절단하거나, 생체 내 물과 반응하여 활성산소를 발생시키는 기전으로 생체의 여러 장기에 손상을 입힌다. 특히 조혈계가 방사선에 가장 예민하게 손상을 받으며, 항암 화학요법과 방사선요법의 부작용은 과립구감소증으로 결국 감염에 따르는 패혈증으로 사망하게 된다. 따라서 활성산소를 제거하는 Thiol 화합물, 혈구를 증식시킬 수 있는 생체반응조절물질의 개발이 강조되어 왔다.

최근에 골수세포의 증식을 조절하는 군락자극인자(Colony Stimulating Factors, CSFs)가 분리 동정되었고 유전자 재조합 CSFs가 임상적으로 사용되고 있다. 그러나 이러한 재조합 CSFs는 때때로 자체가 암세포의 성장을 증가시키기도 하므로, 고전적인 생체반응조절물질(BRM)의 중요성이 다시 강조되고 있다. 인삼다당체 진산은 골수세포 증식작용, 항산화효소 생성작용, 돌연변이 억제작용 등의 기전으로 방사선 및 항암제에 의한 부작용을 억제한다.

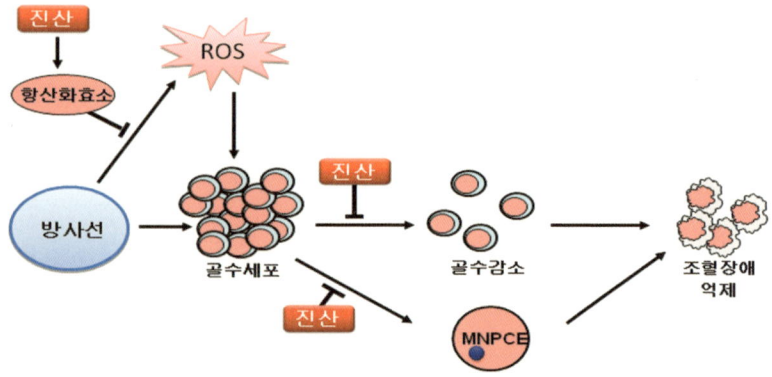

ROS(Reactive Oxygen Species) : 항암제나 방사선 등에 의해 생체 내에서 생성되는 분자들로서 세포 손상 및 돌연변이를 유발한다.
MNPCE(Micronucleated Polychromatic Erythrocytes) : 방사선에 의해 유발된 돌연변이 미소핵 적혈구아세포이다.

조혈작용

생체 내에서 방사선은 선량 의존적으로 일련의 생리적, 형태학적 변화를 일으키며, 특히 조혈계가 손상되어 패혈증으로 사망하게 된다. 체중 1kg당 인삼다당체 진산(100㎎/kg)을 정맥투여 한 다음 준 치사선량의 방사선을 조사한 생쥐의 골수세포를 5일째 채취하여 시험관 내에서 배양하였다. 그 결과, 진산 투여군에서 골수모세포의 회복이 유의적으로 빠른 것이 확인되었다.

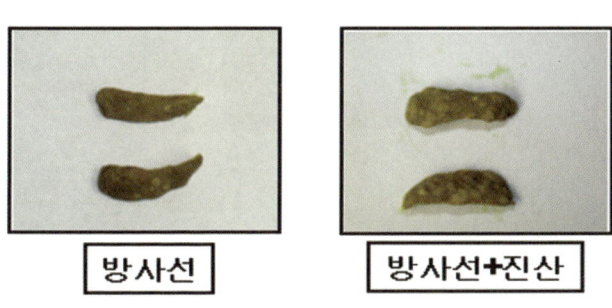

방사선이 조사된 9일 후 생쥐의 비장세포

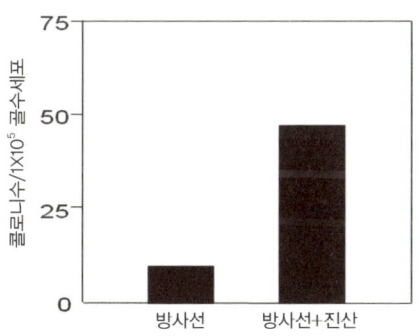

진산 투여에 의한 골수세포 생성

사이클로포스파마이드(CP, 250㎎/㎏)를 복강투여 한 후에 진산(100㎎/㎏)을 복강투여 한 생쥐에서 골수모세포의 회복능이 증가하였다.

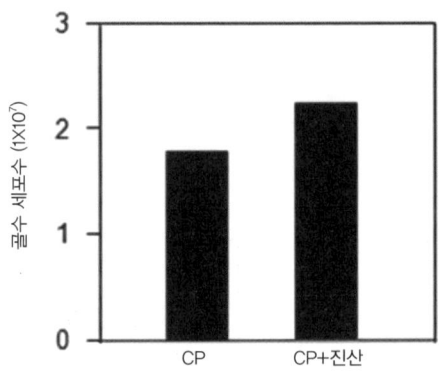

진산 투여에 의한 골수세포 생성

조혈계 전구세포는 각종 조혈인자와 골수 미세환경의 영향을 받으면서 과립구, 림프구, 적혈구, 혈소판 등으로 성숙 분화하여 가는 과정을 겪는다. 인삼다당체 진산(100㎎/㎏)을 정맥투여 한 다음 준 치사선량의 방사선을 조사한 생쥐의 말초혈액을 5일째 채취하여 백혈구 수, 호중구 수, 림프구 수, 혈소판 수를 측정하였다. 그 결과, 진산 투여군에서 백혈구, 호중구, 림프구, 혈소판의 생성 능력이 증가되었다.

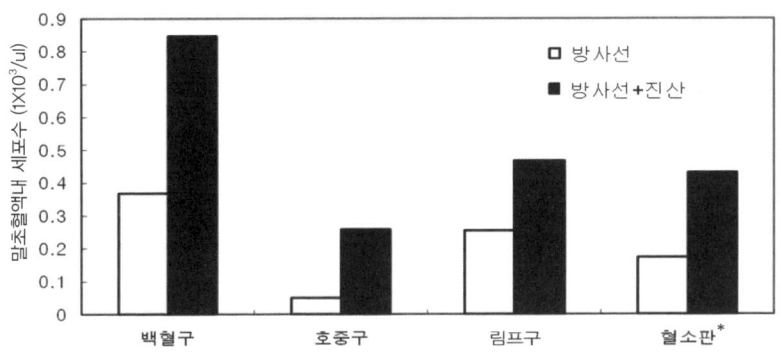

* 혈소판의 세포수는 1x10⁶/ul 기준임.

진산 투여에 의한 혈구세포 생성

사이클로포스파마이드(CP, 250㎎/㎏)를 복강투여 한 후에 진산(100㎎/㎏)을 복강투여 한 생쥐의 5일째 말초혈액 중 백혈구의 수가 증가하였다.

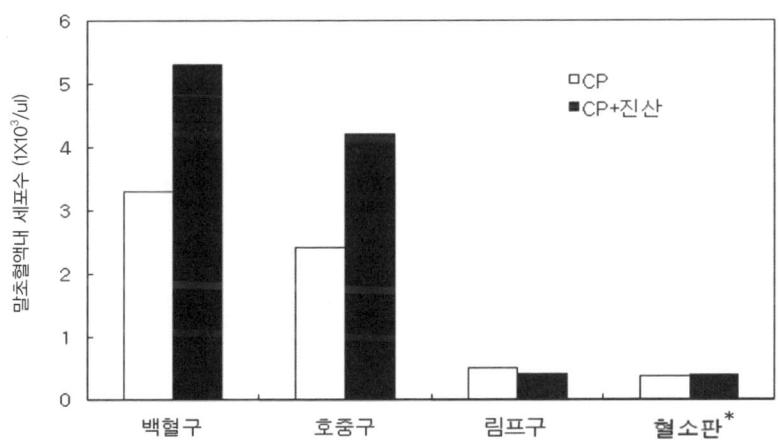

* 혈소판의 세포수는 1x10⁶/ul 기준임.

진산 투여에 의한 혈구세포 생성

항산화효소 활성 증가

방사선은 생체 내 물과 반응하여 활성산소를 발생시키고, 이들 활성산소가 세포에 손상을 입힌다. 생체 내에서 생성된 활성산소는 항산화효소에 의하여 제거된다. Superoxide Dismutase(SOD), Catalase, Glutathione Peroxidase(GPx) 등이 대표적인 항산화효소이다. 인삼다당체 진산(100mg/kg)을 생쥐에 정맥투여 한 다음 ^{60}Co 4.5Gy를 조사하고 5일 후에 비장을 채취하여 항산화효소의 양을 측정하였다. 그 결과, 진산을 투여한 생쥐에서 항산화효소의 활성이 증가하였다.

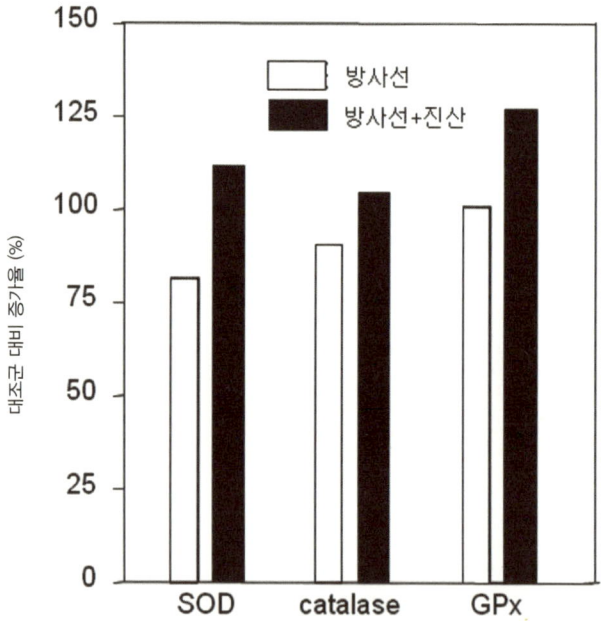

진산 투여에 의한 항산화효소 활성 증가

돌연변이 억제효능

방사선은 유전자(DNA)에 손상을 입혀 돌연변이를 일으키고 암을 유발하는 것으로 알려져 있다. 방사선이 조사된 생쥐에서는 세포내 핵이 여러 개로 쪼개지는 미소핵(Micronucleated Polychromatic Erythrocytes)과 같은 돌연변이 현상이 일어난다. 진산은 이러한 미소핵의 발생률을 감소시켰으며, 현재 방사선 치료 환자를 대상으로 정상세포 보호용으로 사용 중인 아미포스틴(Amifostine)보다 효과가 우수함이 확인되었다.

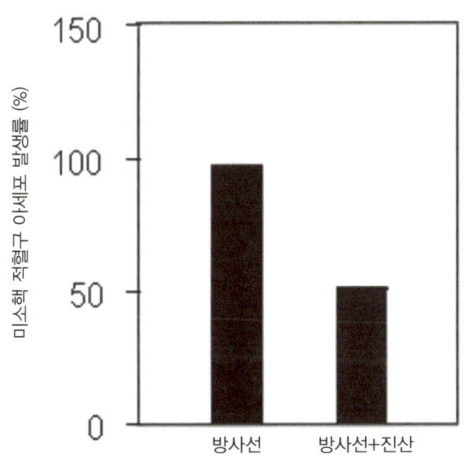

진산 투여에 의한 돌연변이 억제

방사선 조사 생쥐의 생존율 연장

치사선량의 방사선이 조사된 생쥐의 경우 22일째 모두 사망한 데 비해 인삼 다당체 진산(100㎎/㎏)을 방사선 조사 24시간 전에 복강투여 한 생쥐의 30일째 생존율은 100%로 방사선 방어 효과가 우수했다.

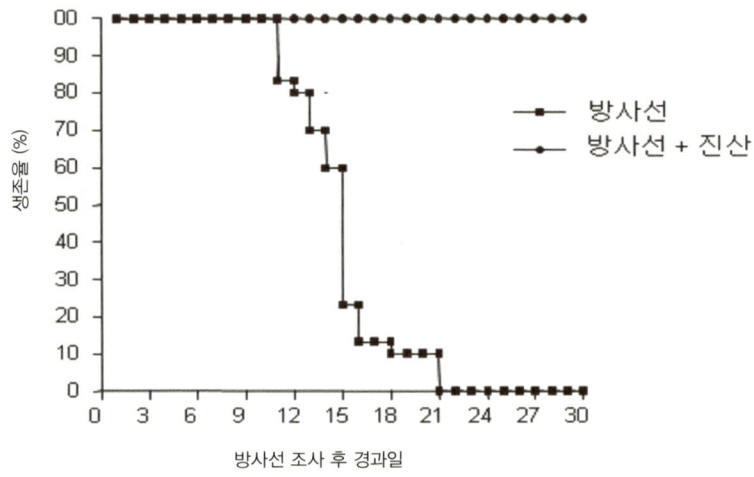

진산 투여에 의한 방사선 조사 생쥐의 생존율 증가

방사선 조사 24시간 전에 진산(100㎎/㎏)을 복강투여 한 생쥐의 30일째 방사선에 의한 반수치사용량($LD_{50/30}$)이 대조군 7.5 Gy에서 진산 투여군 10.9 Gy로 1.45배 증가되었다. 이는 암환자의 방사선 치료시 사용되는 방사선량을 1.45배 증가시켜 효과적으로 암세포를 죽일 수 있거나 같은 선량의 방사선으로 치료를 받더라도 상대적인 부작용이 1.45배 감소하는 것을 의미한다.

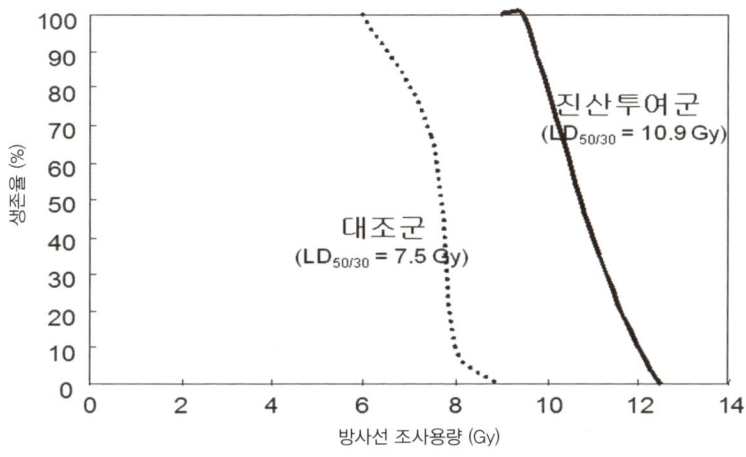

진산 투여에 의한 방사선 반수치사용량($LD_{50/30}$)의 증가

항암제 투여 생쥐의 생존율 증가

사이클로포스파마이드는 빈번하게 처방되는 항암제로 다른 화학요법제와 마찬가지로 전반적인 골수저하, 면역억제 현상을 초래하므로 사용시 용량이 제한되고 있다. 인삼다당체 진산(100㎎/㎏)을 사이클로포스파마이드(250㎎/㎏) 복강투여 24시간 후에 정맥투여 한 마우스의 30일째 생존율이 대조군 10%에서 진산 투여군 50%로 증가되었다. 이는 진산에 의한 말초혈액 중 과립구의 유의적인 증가와 전반적인 면역증강 효과가 사이클로포스파마이드의 부작용을 개선시키는 것으로 생각된다. 또한 항암제와 병용시에는 항암제 투여 1일 후부터 진산을 투여하여야 하며, 항암제 투여 1일 전에 진산 투여는 바람직하지 않다.

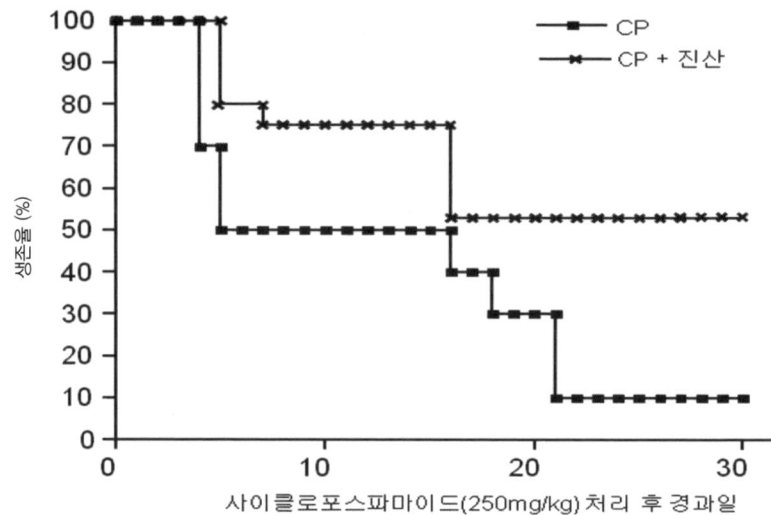

진산 투여에 의한 항암제 유발 사망률 감소

3. 항암제 유발 폐섬유증 억제작용 [26]

섬유증이란 상처가 치유되는 과정에서 치유-재생반응이 과도하게 일어나서 발생하는 질병으로, 항암제나 방사선 치료시 부작용으로 섬유증이 유발될 수 있다. 폐섬유증은 폐섬유아세포에 콜라겐(Collagen), 피브로넥틴(Fibronectin), α-SMA(Smooth Muscle Actin) 등의 세포외바탕질이 축적되어 폐 기능을 상실하는 질병이며, 특히 항암제 BCNU(Carmustine)의 경우 20~30%의 환자에서 폐섬유증이 일어난다고 보고되었다. 인삼다당체 진산은 항암제 블레오마이신(Bleomycin) 투여시 콜라겐, 피브로넥틴, α-SMA의 발현을 억제하는 기전으로 폐섬유증을 억제한다.

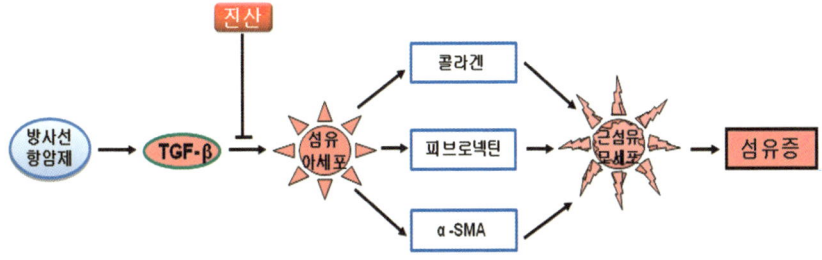

TGF-β 유도 섬유증 억제

WI38 세포(사람 유래 폐 세포)에 TGF-β(Transforming Growth Factor, 형질전환 성장인자)를 처리하게 되면 섬유증이 유발되며 콜라겐, α-SMA, 피브로넥틴의 양이 증가한다. 진산은 TGF-β 처리 전과 후 투여 모두에서 이들 3가지 섬유증 지표의 생성을 감소시켰다.

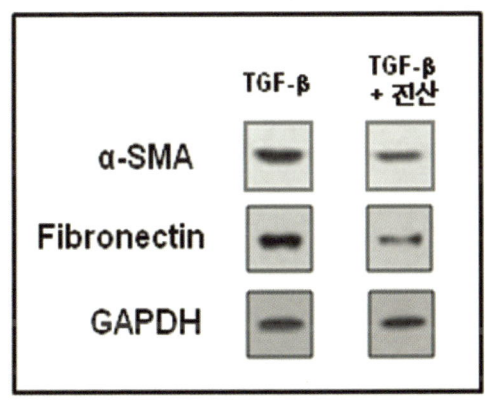

사람 유래 폐 세포에서 진산 투여에 의한 TGF-β 유발 섬유증 억제

블레오마이신(Bleomycin) 유발 폐섬유증 억제

블레오마이신 유발 폐섬유증 생쥐 모델에서 진산(2mg/kg)을 2주 동안 이틀에 한 번씩 복강투여 하였을 때 콜라겐과 α-SMA의 양이 감소하였다.

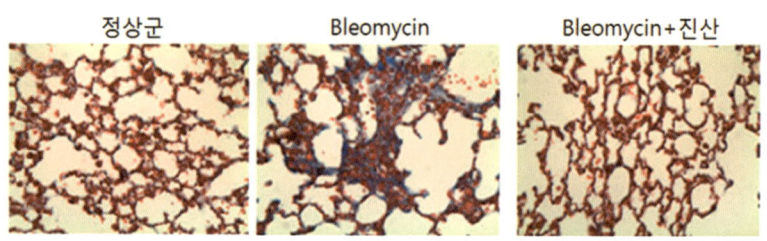

Masson's Trichrome 염색사진 : 콜라겐 (파란색)

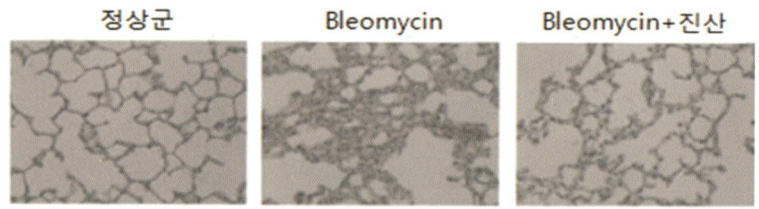

Masson's Trichrome 염색사진 : α-SMA

블레오마이신 유발 폐섬유증 생쥐 모델에서 섬유증 억제

4. 박테리아 감염 및 패혈증 억제작용 [9, 19]

패혈증은 박테리아 감염에 따르는 과도란 염증반응에 의하여 발생하는 심각한 전신질환이다. 항생제가 박테리아 감염을 막기 위하여 사용되고 있지만 항생제 내성균의 발현으로 치명적인 패혈증의 발생 빈도가 늘어나고 있는 실정이다. 특히 암환자의 경우 면역력이 저하된 상태이므로 박테리아 감염에 의한 패혈증의 위험이 높다. 인삼다당체 진산은 대식세포를 활성화시키는 기전으로 박테리아 감염을 억제한다. 또한 진산은 TLRs(Toll-Like Receptors) 유전자의 발현을 억제하여 TLRs를 경유한 세포신호전달을 저해함으로써 박테리아 감염 시 TNF-α, IFN-γ, IL-12, IL-18, IL-1β, IL-6와 같은 염증성 사이토카인의 생성을 억제하는 기전으로 패혈증을 억제한다.

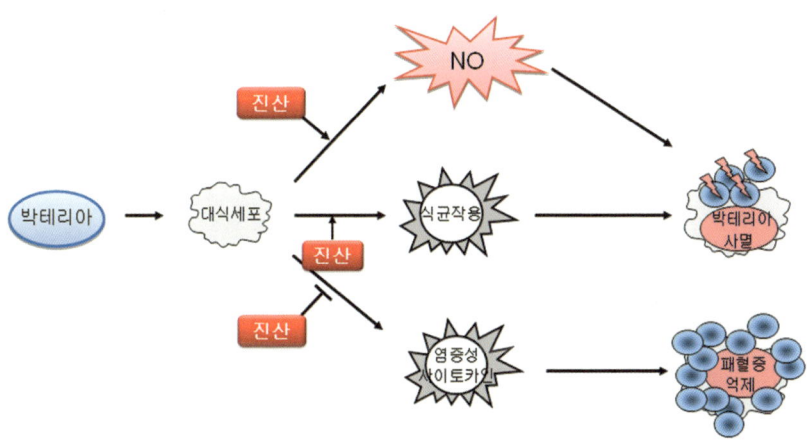

NO(Nitric Oxide, 일산화질소) : 인체가 미생물의 침입을 받을 경우에 대식세포가 NO를 생성해서 병원체 내의 중요한 대사효소 및 기타 단백질을 공격하여 미생물을 사멸시킨다.

박테리아 감염 억제(정맥투여)

황색포도상구균(S. aureus, S. a)은 병원 내 감염이나 패혈증을 유발하는 박테리아로 감염시 치사율이 높은 세균이다. 인삼다당체 진산(0.025㎎/㎏)을 생쥐에게 황색포도상구균 감염 24시간 전에 정맥투여 하였을 때 생존율이 대조군 10%에 비해 진산 투여군 87.5%로 증가되었다.

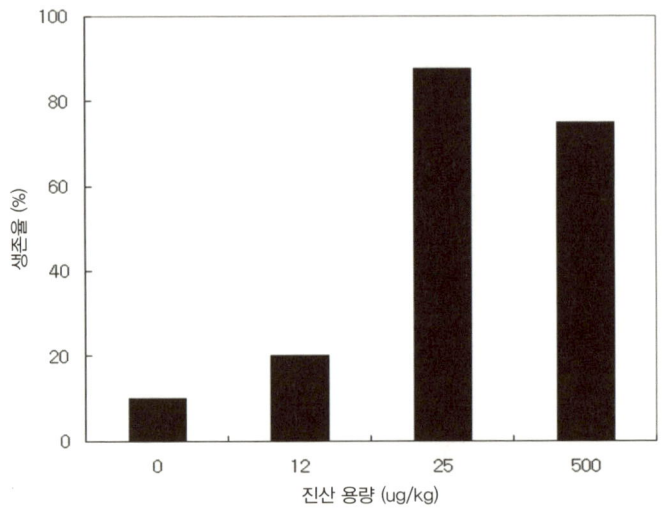

진산 정맥투여에 의한 박테리아 감염 생쥐의 생존율 증가

인삼다당체 진산이 투여된 생쥐는 황색포도상구균(S. a) 감염시 효과적으로 세균을 제거함으로써 혈액, 신장, 비장에 남아 있는 세균의 수가 대조군에 비해 훨씬 적다.

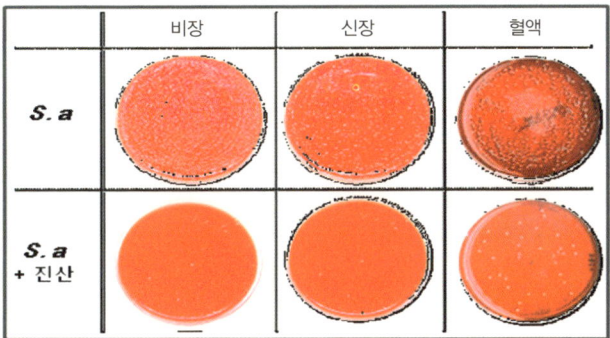

진산 투여에 의한 박테리아 감염 억제

박테리아 감염 억제(경구투여)

진산의 경구투여에서도 박테리아 감염 억제효능이 확인되었다. 진산(1g/kg)을 황색포도상구균(S. a) 감염 24시간 전에 경구투여 하였을 때 생존율이 대조군 20%에 비해 진산 투여군 50%로 증가되었다.

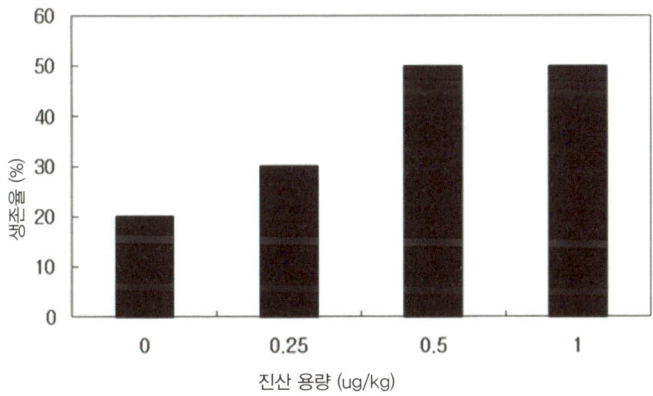

진산 경구투여에 의한 박테리아 감염 생쥐의 생존율 증가

대식세포의 식균작용 촉진

황색포도상구균(S. a)을 가열하여 죽인 후 FITC(fluorescein isothiocyanate)를 붙여 인삼다당체 진산을 처리한 대식세포(J774A.1)와 함께 배양하여 식균작용을 관찰한 결과, 진산을 처리한 대식세포의 식균작용이 촉진되었다.

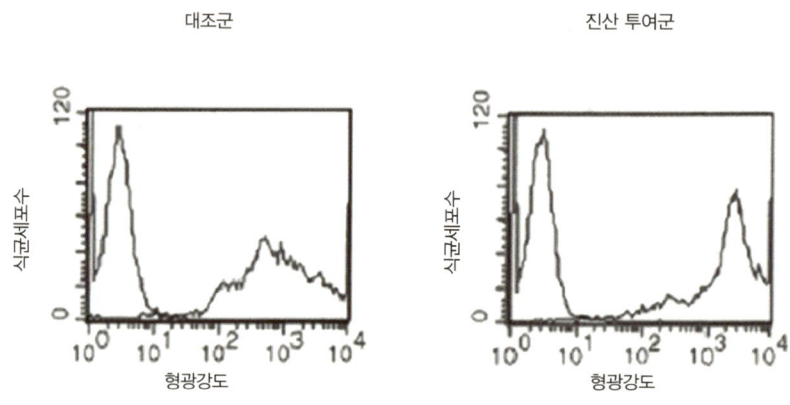

진산 투여에 의한 대식세포의 식균작용 증가

대식세포의 NO 생성 촉진

황색포도상구균(S. a)에 감염된 생쥐에 인삼다당체 진산(0.025mg/kg)을 복강투여 하였을 때 생쥐의 생존율이 증가되었으며, NO 생성 억제제(Aminoguanidine, 아미노구아니딘) 투여시 생존율이 다시 감소되었다. 이는 진산이 대식세포의 NO 생성을 촉진하는 기전으로 황색포도상구균 감염을 억제한다는 의미이다.

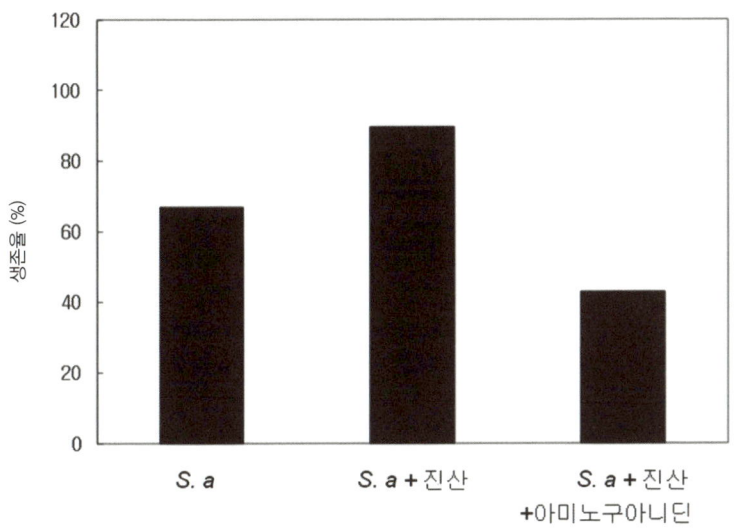

진산 투여에 의한 대식세포의 NO 생성 증가에 따른 생존율 개선

염증성 사이토카인 생성 억제

염증성 사이토카인은 치명적인 패혈증의 유발에서 중요한 역할을 한다. 이러한 현상을 확인하기 위하여 황색포도상구균(S. a)에 감염된 생쥐에 진산을 투여한 후 혈액 내에 존재하는 TNF-α, IFN-γ와 같은 염증성 사이토카인의 생성을 관찰하였다. 그 결과, 황색포도상구균에 감염된 생쥐에서 인삼다당체 진산이 TNF-α, IL-1, IL-6, IL-12, IL-18, IFN-γ와 같은 염증성 사이토카인의 생성을 억제하였다.

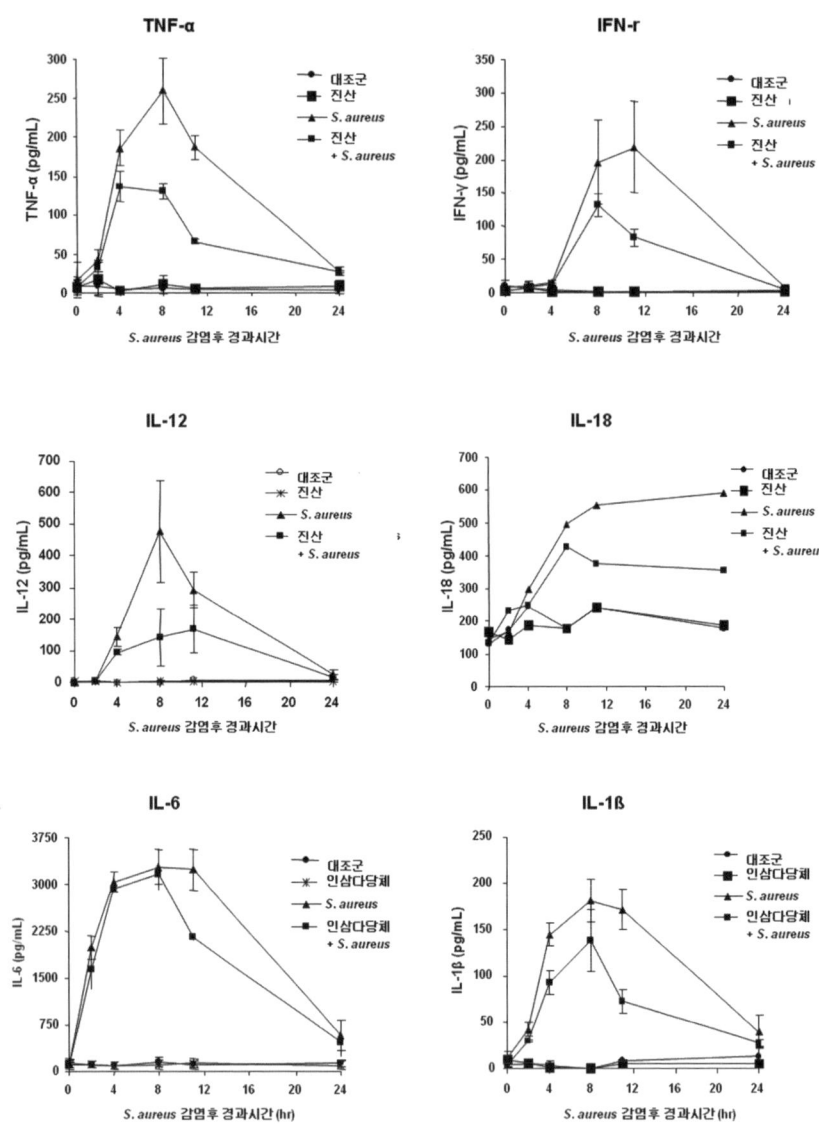

진산 투여에 의한 패혈증 모델에서 염증성 사이토카인 생성 억제

Toll-like Receptors(TLRs) 유전자 발현 억제

TLRs는 척추동물들의 선천면역(Innate Immunity)과 관련되어 있는 세포막 표면의 수용체이며, TLRs를 경유한 세포내 신호전달은 염증성 사이토카인의 생성에 중요한 역할을 담당한다. 생쥐의 복강 대식세포를 열처리한 황색포도상구균(S. a)으로 활성화시킨 다음 인삼다당체 진산(0.1㎍/㎖)과 배양하였을 때 TLRs(TLR-2, TLR-4, TLR-9)의 mRNA 발현이 억제되었다.

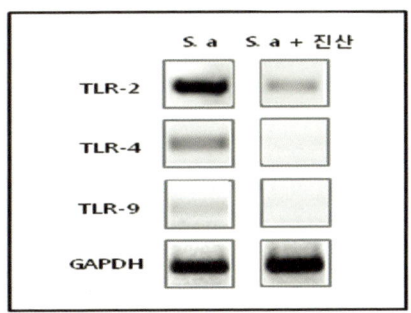

진산 투여에 의한 대식세포의 TLRs 유전자 발현 억제

항생제 효능 증가

항생제의 남용은 내성균과 항생제가 무효한 슈퍼박테리아를 생성시켜 문제가 되고 있다. 인삼다당체 진산(0.025㎎/㎏)을 항생제(Vancomycin, 반코마이신)와 병용하여 복강투여 하였을 때 감염에 대한 생존율이 100%로 항생제 단독 투여군의 50%보다 효과적이었다. 따라서 진산은 항생제를 대치할 수 있는 물질이라 할 수 있다.

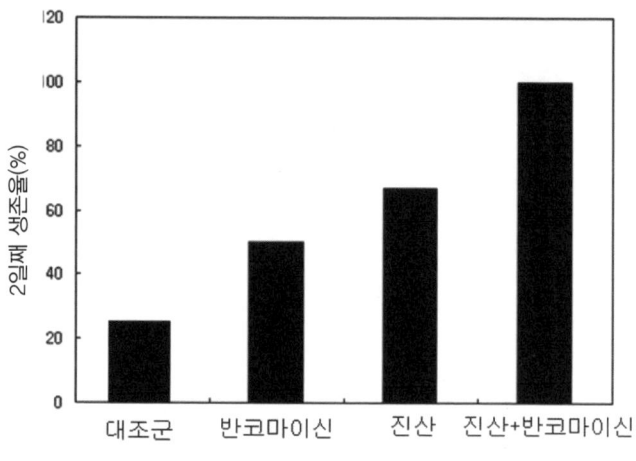

진산 투여에 의한 항생제 효능 증가에 따른 생존율 개선

5. 인플루엔자 바이러스 감염 억제작용

인플루엔자 A/Shangdong/09/93(H3N2) 바이러스(A/S)는 독감의 원인균이다. 인플루엔자 A/Shangdong/09/93(H3N2) 바이러스(A/S)로 감염시킨 마우스에 인삼다당체 진산(200㎎/kg × 4일)을 바이러스 감염 전 복강투여 하였을 때 폐경화(Lung Consolidation) 현상의 억제가 관찰되었다.

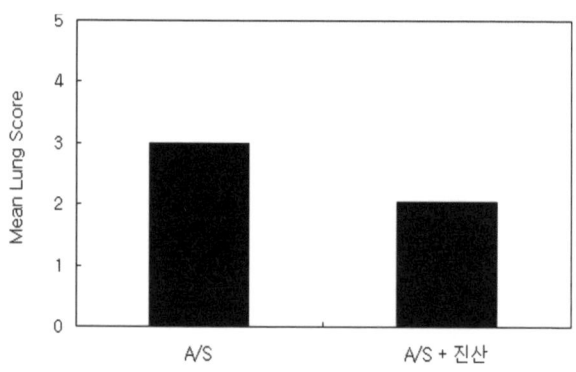

진산 투여에 의한 인플루엔자 A/S 바이러스 감염 억제

6. 알레르기성 천식 억제작용 [23]

알레르기성 천식은 화분, 먼지 등 알러젠(allergen, 알레르기항원)에 기도가 과잉반응을 일으켜 발생하는 질병으로, 최근 어린이 환자가 급증하고 있다. 이와 같이 최근에 어린이 천식환자가 급증하는 원인은 아직 분명하게 밝혀지지 않았으나, '위생 가설(Hygiene Hypothesis)'로 설명된다. 즉 신생아시기에 정상적인 미생물군이 존재하는 환경에서는 면역계가 Th1 방향으로 형성되는데, '무균(Sterile)' 환경에서는 면역계가 Th2와 같은 병적 상태로 진행되어 과민한 면역반응을 일으킨다는 것이다.

인삼다당체 진산은 Th2 사이토카인인 IL-5의 생성을 억제하며, COX-1(Cyclooxygenase-1)과 COX-2(Cyclooxygenase-2)의 유전자 발현을 증가시키는 기전으로 PGE_2(Prostaglandin E2, 프로스타글란딘 E2)의 생성을 증가시켜 OVA(Ovalbumin, 오발부민)에 의한 알레르기성 천식 발생을 억제한다.

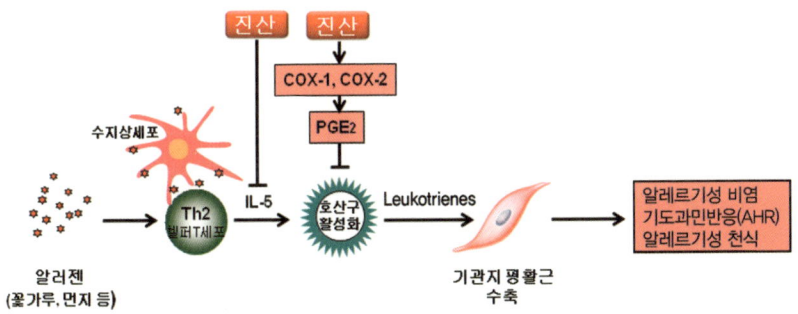

Th2(Helper T cell type 2) : 보조 T세포의 일종으로 알러젠에 비정상적으로 활성화되어 과민반응함으로써 알레르기를 유발한다.

PGE_2(Prostaglandin E2) : 호염구나 비만세포가 알러젠에 의해 활성화될 때 생성되는 염증성 매개물질로서 아라키돈산(C20)으로 부터 Cyclooxygenase 경로를 거쳐 생합성되며 호산구 활성화를 억제한다.

COX-1, 2(Cyclooxygenase-1, 2) : Prostaglandin 생합성에 중요한 효소인 Cyclooxygenase를 만드는 유전자를 가리킨다.

Leukotrienes : 호산구에 의해 생성되며 기관지 평활근의 수축을 유발한다.

기관지 과민반응 억제

OVA 유발 천식 생쥐 모델에서 진산(100㎎/㎏)을 주 3회 복강투여 하였을 때 메타콜린(Methacholine) 유도 기관지 과민반응이 감소하였다.

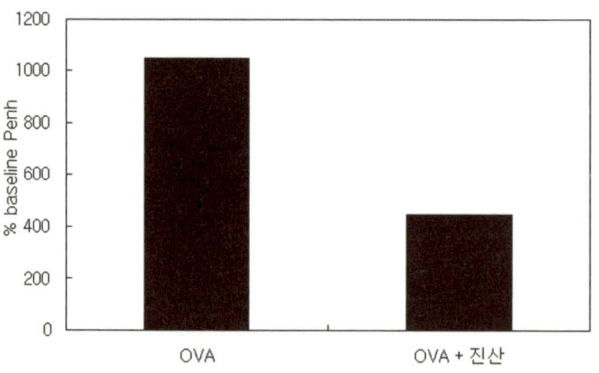

진산 투여에 의한 기관지 과민반응 억제

폐 배상세포 과형성(Hyperplasia) 억제

OVA 유발 천식 생쥐 모델에서 진산(100㎎/㎏)을 주 3회 복강투여 하였을 때 적출한 생쥐 폐에서 병리조직학적 변화를 관찰해 본 결과, 진산은 점액을 분비하는 배상세포(goblet cell)의 과형성을 억제하였다.

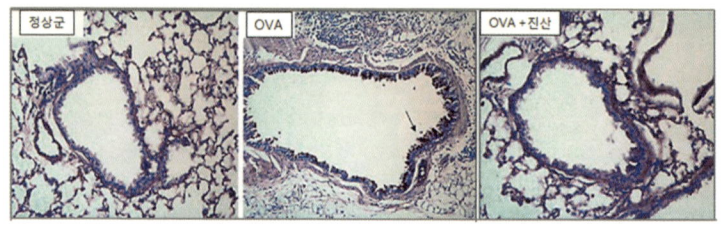

*화살표는 증식된 배상세포를 가리킴.

진산 투여에 의한 폐 배상세포 과형성 억제

COX 유전자 발현 증가

OVA 유발 천식 생쥐 모델에서 진산(100㎎/㎏)을 주 3회 복강투여 하였을 때 적출한 생쥐 폐에서 진산은 COX-1과 COX-2 유전자의 발현을 증가시켰다.

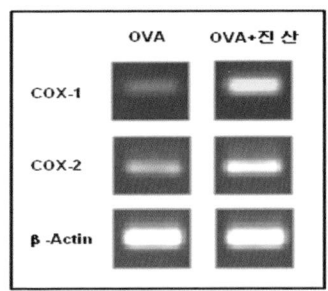

진산 투여에 의한 COX 유전자 발현 증가

IL-5 생성 억제

OVA 유발 천식 생쥐 모델에서 진산(100㎎/㎏)을 주 3회 복강투여 하였을 때 적출한 생쥐 비장에서 비장세포를 분리하여 Con A 자극 후 배양액 내에 존재하는 IL-5 양을 조사한 결과, 진산은 대조군에 비해 IL-5의 생성을 60% 감소시켰다.

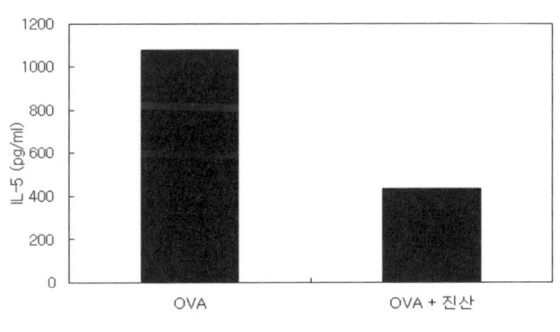

진산 투여에 의한 IL-5 생성 감소

PGE$_2$(Prostaglandin E2) 생성 증가

OVA 유발 천식 생쥐 모델에서 진산(100㎎/㎏)을 주 3회 복강투여 하였을 때 BALF(Bronchoalveolar Lavage Fluid, 기관지폐포세척액) 내에 존재하는 PGE$_2$ 양을 조사한 결과, 진산은 대조군에 비해 PGE$_2$의 생성을 증가시켰다.

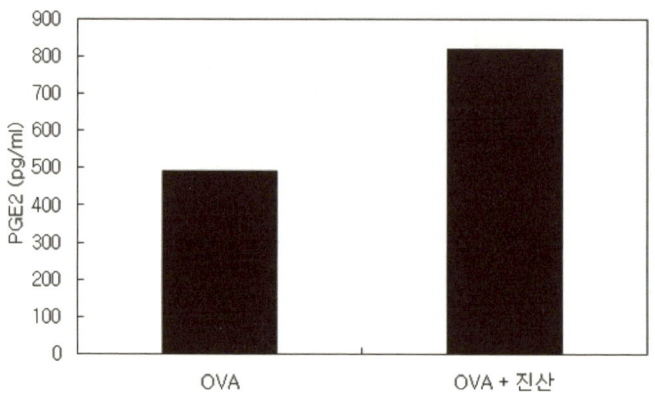

진산 투여에 의한 PGE$_2$ 생성 증가

7. 간 기능 개선작용 [14,24]

대부분의 의약품, 알코올 등은 간에서 Cytochrome P450(CYP 450)이라는 효소에 의하여 산화되며 이때 생성된 산화물이 간에 손상을 입힌다. 손상된 간은 대식세포 등 염증성 사이토카인을 생성하는 면역세포를 염증 부위로 이동시키는 케모카인(Chemokine)을 생성시켜 간장의 손상을 더욱 심화시킨다. 인삼다당체 진산은 약물대사효소(CYP2E1)의 활성을 억제하고, 항산화효소의 활성을 증가시키며, 염증성 사이토카인의 생성을 감소시키는 기전으로 간 손상 약물(사염화탄소, CCl4) 투여에 따른 간 손상을 억제한다.

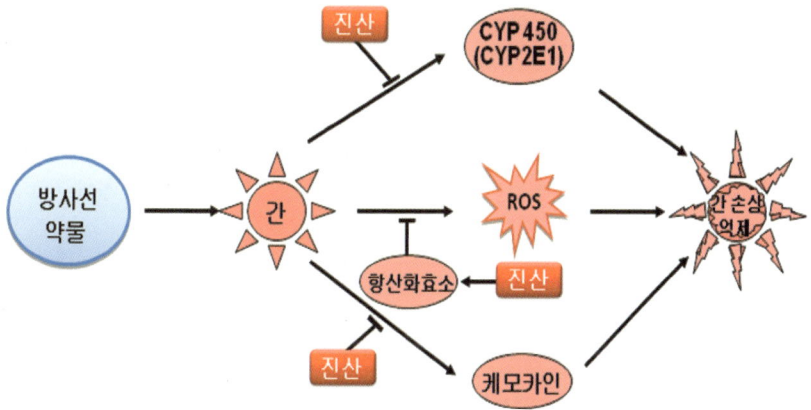

- CYP 450(Cytochrome P450-2E1) : 간에 존재하는 약물대사효소로, 발암물질이나 특정 항암제는 이 효소에 의해 대사되어 유독물질로 변환된다.
- ROS(Reactive Oxygen Species) : 항암제나 방사선 등에 의해 생체 내에서 생성되는 분자들로, 세포 손상 및 돌연변이를 유발한다.

약물대사효소(CYP2E1)의 활성 억제

진산(100㎎/㎏)을 복강투여 하고 24시간 후에 사염화탄소(CCl4)를 투여한 생쥐의 간에서 CYP2E1의 mRNA 발현이 감소하였다.

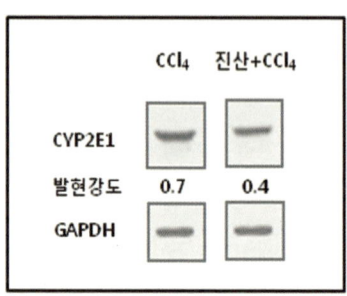

진산 투여에 의한 CYP2E1의 활성 억제

항산화효소 활성 증가

진산(100㎎/㎏)을 복강투여 하고 24시간 후에 사염화탄소(CCl4)를 투여한 생쥐의 간에서 항산화효소의 mRNA 발현이 증가하였다.

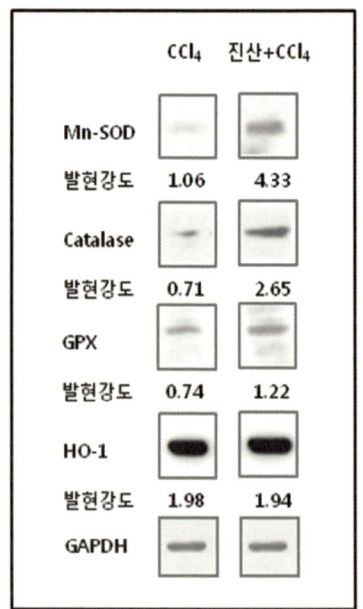

진산 투여에 의한 항산화효소 활성 증가

염증성 사이토카인 생성 억제

진산(100㎎/㎏)을 복강투여 하고 24시간 후에 사염화탄소(CCl4)를 투여한 생쥐의 간에서 케모카인(MCP-1, MIP-2β, KC)의 mRNA 발현이 감소하였다.

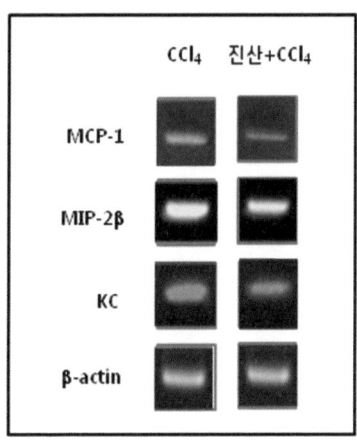

진산 투여에 의한 염증성 사이토카인 생성 억제

간 손상 억제

진산(100㎎/㎏)을 복강투여 하고 24시간 후에 사염화탄소(CCl4)를 투여한 생쥐에서 간 손상 지표인 혈중 ALT(Alanine Transaminase)와 AST(Aspartate Aminotransferase)가 감소하였다.

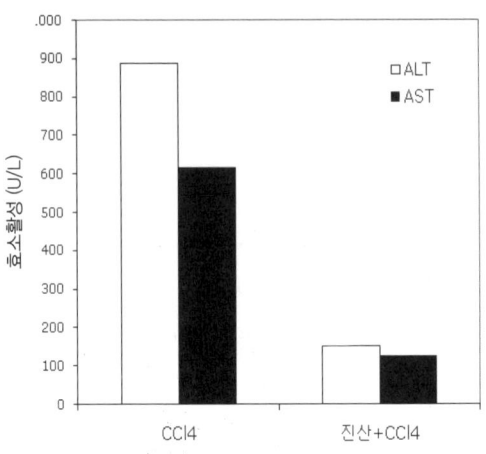

진산 복강투여에 의한 간 기능 개선

진산(1g/kg)을 사염화탄소(CCl4)를 투여하기 24시간 전에 경구투여 하였을 때 혈중 ALT와 AST의 활성이 감소하였으며, 간에서 병리조직학적 변화를 관찰해 본 결과 진산은 간 조직 손상을 억제하였다.

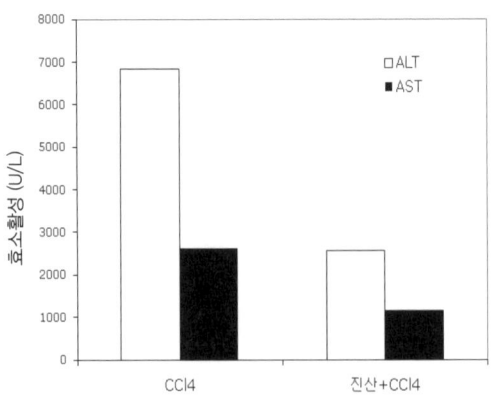

진산 경구투여에 의한 간 기능 개선

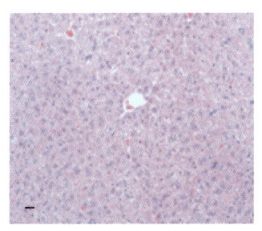 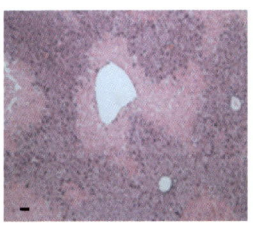 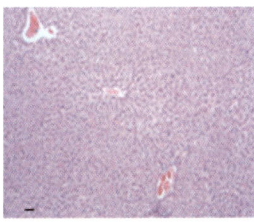

대조군　　　　　　　　CCl₄　　　　　　　진산+CCl₄

진산 투여에 의한 간 조직 손상 억제

진산관련 발표 논문

1. Yun Yeon-Sook, Yun-Sil Lee, Sung-Kee Jo, and In-Sung Jung. Inhibition of Autochtonous Tumor by Ethanol Insoluble Fraction from Panax ginseng as Immnostimulator. Planta Med., 59:521-524, 1993.
2. 김윤경, 이윤실, 정인성, 임숙자, 윤연숙. 인삼다당체 분획과 인터루킨-2의 상승적인 LAK 세포 생성 작용. 한국 BRM 학회지, 제4권 제1호, p75-83, 1994.
3. Lee Yun-Sil, In-Sung Jung, Ihn-Rhan Lee, Ki-Whan Kim, Weon-Sun Hong, and Yeon-Sook Yun. Activation of Multiple Effector Pathway of Immune System by the Antineoplastic Immunostimulator Acidic Polysaccharide Ginsan Isolated from Panax ginseng. Anticancer Research., 17:323-332, 1997.
4. 김기환, 정인성, 정희용, 조성기, 윤연숙. 홍삼다당체의 항암면역증강작용 연구. 고려인삼학회지, 제21권 제2호, p78-84, 1997.
5. Kim Ki-Whan, Yun-Sil Lee, In-Sung Jung, Sin-Young Park, Hee-Yong Chung, In-Rhan Lee, and Yeon-Sook Yun. Acidic Polysaccharide from Panax ginseng, Ginsan, Induces Th1 Cell and Macrophage Cytokines and Generate LAK Cells in Synergy with rIL-2. Planta Med., 64:110-115, 1998.
6. 김기환, 이인란, 정인성, 정희용, 윤연숙. 항암면역증강작용이 있는 인삼다당체에 의한 cytokine mRNA의 발현. 고려인삼학회지, 제22권 제4호, p324-330, 1998.
7. 송지영, 양현옥, 표석능, 박신영, 김기환, 손은화, 강남성, 윤연숙. 천연물로부터 항암면역증강물질 탐색연구. 약학회지, 제42권 제2호, p132-139, 1998.
8. 송지영, 이세윤, 정인성, 윤연숙. 인삼다당체가 생쥐의 조혈과정에 미치는 영향. 고려인삼학회지, 제25권 제2호, p63-67, 2001.
9. D.S.Lim, K.G.Bae, I.S.Jung, C.H.Kim, Y.S.Yun, and J.Y.Song., Anti-Septicaemic effect of polysaccharide from Panax ginseng by macrophage activation. Jounal of Infection., 45;32-38, 2002.
10. Jae-Yong Shin, Ji-Young Song, Yeon-Sook Yun, Hyun-Ok Yang, Dong-Kwon Rhee, and Suhkneung Pyo. Immunostimulating effects of acidic polysaccharides extract of Panax ginseng on macrophages. Immunopharmacol. Immunotoxicol., 24(3):469-482, 2002.

11. Jie-Young Song, Seon-Kyu Han, Eun-Hwa Son, Suhk-Neung Pyo, Yeon-Sook Yun, She-Yoon Yi. Induction of secretary and tumoricidal activities in peritoneal macrophages by ginsan. Int. Immunopharmacol., 2:857-865, 2002.
12. Jie-Yong Song, Seon-Kyu Han, Kang-Kyu Bae, Dae-Seog Lim, Soo-Jung Son, In-Sung Jung, Sea-Yoon Yi, Yeon-Sook Yun. Radioprotective effects of ginsan, an immunomodulator. Radiat. Res., 159:768-774, 2003.
13. 심지영, 송지영, 김찬화, 윤연숙. 인삼다당체 진산과 유사구조 다당체의 면역증강활성 작용. 대한면역학회지, 제4권 제2호, p94-99, 2004.
14. 송지영, Media Akhalaia, Alexander Platanov, 김형두, 한영수, 윤연숙. 인삼다당체 진산이 간 기능에 미치는 영향. 약학회지, 제27권 제5호, p531-538, 2004.
15. Jie-Young Song, Soojeong Son, Jiyoung Shim, Jiyeon Ahn, Hyungdoo Kim, Youngsoo Han, Hyeogjin Son, Sung Hee Hong, Yeonsook Yun: Radioprotective effect of ginsan through stimulating hematopoiesis and modulating antioxidant enzymes. Key Engineering Materials., 277-279;660-666, 2005.
16. 한선규, 송지영, 윤연숙, 이세윤. 진산에 의한 감마선 조사에 의해 억제된 Th1 임파구 면역반응 개선 효과. 약학회지, 제28권 제3호, p343-350, 2005.
17. Han, Y., Son, S.J., Akhalaia, M., Platonov, A., Son, H.J., Lee, K.H., Yun, Y.S., Song, J.Y., Modulation of radiation-induced disturbances of antioxidant defense systems by ginsan. Evidence-based Compl. Alt. Med., 2(4):529-536, 2005.
18. Ivanova, T., Han, Y., Son, H.J., Yun, Y.S., Song, J.Y. Antimutagenic effect of polysaccharide ginsan extracted from Panax ginseng. Food Chem. Toxicol., 44:517-521, 2006.
19. Ji-Yeon Ahn, in-Soo Choi, Ji-Young Shim, Eun-Kyung Yun, Yeon-Sook Yun, Gajin Jeong and Jie-Young Song. The immunomodulator ginsan induces resistance to experimental sepsis by inhibiting Toll-like receptor-mediated inflammatory signals. Eur. J. Immunol., 36:37-45, 2006.
20. Ji-Young Shim, Youngsoo Han, Ji-Yeon Ahn, Yeon-Sook Yun and Jie-Young Song. Chemoprotective and adjuvant effects of immunomodulator ginsan in cyclo- phosphamide-treated normal and tumor bearing mice. Int. J. Immunopat. Pharmacol., 20(3):487-497, 2007.

21. 손혁진, 심지영, 안지연, 윤연숙, 송지영. 방사선 방어효과 예측 가능한 면역증강 인삼다당체의 활성인자. 대한방사선방어학회지, 제33권 제3호, p99-104, 2008.
22. 김미형, 변윤영, 고은주, 송지영, 윤연숙, 신태균, 주홍구. 수지상세포에서 인삼다당체 진산의 면역조절활성. 대한생리학회지, 제13권 제1호, p169-173, 2009.
23. YJ Lim, HS Na, YS Yun, IS Choi, JS Oh, JH Rhee, BH Cho, HC Lee. Suppressive Effects of Ginsan on the Development of Allergic Reaction in Murine Asthmatic Model. Int Arch Allergy Immunol., 150:32-42, 2009.
24. JY Shim, MH Kim, HD Kim, JY Ahn, YS Yun, JY Song. Protective action of imunomodulator ginsan on carbon tetrachloride-induced liver injury via modulation of oxidative stress and inflammatory response. Toxicol. Appl. Pharmacol., 242:318-325, 2010.
25. 나희삼, 임유진, 윤연숙, 권미나, 이현철. 경구투여 salmonella 항원에 대한 진산의 체액성 항체 반응 증강 효과 Immune Network. (대한면역학회지), 제10권 제1호, p5-14, 2010.
26. Ji-Yeon Ahn, Mi-Hyoung Kim, Min-Jin Lim, Sarah Park, Sae-Lo-Oom Lee, Yeon-Sook Yun, Jie-Young Song. The inhibitory effect of ginsan on TGF-β mediated fibrotic process. J. Cell. Physiol., 226:1241-1247, 2011.